Onder redactie van:
Prof.dr. G.A.M. van den Bos,
hoofdredacteur
Prof.dr. S.A. Danner
Prof.dr. R.J. deHaan
Prof.dr. E. Schadé

Chronisch zieken en gezondheidszorg

Onder redactie van:
Prof.dr. G.A.M. van den Bos,
hoofdredacteur
Prof.dr. S.A. Danner
Prof.dr. R.J. deHaan
Prof.dr. E. Schadé

Chronisch zieken en gezondheidszorg

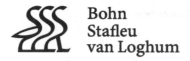

Bohn
Stafleu
van Loghum

Houten, 2017

Eerste druk, Elsevier Gezondheidszorg, Maarssen 2000
Tweede (ongewijzigde) druk, Bohn Stafleu van Loghum, Houten 2017

ISBN 978-90-368-1781-3   ISBN 978-90-368-1782-0 (eBook)
DOI 10.1007/978-90-368-1782-0

NUR 897
Basisvormgeving omslag en binnenwerk: Martin Majoor, Arnhem

Bohn Stafleu van Loghum
Het Spoor 2
Postbus 246
3990 GA Houten

www.bsl.nl

Auteurs

Prof.dr. G.A.M. van den Bos
Centrum voor ZorgOnderzoek (CZO)
RIVM, Bilthoven/AMC, Amsterdam

Prof.dr. S.A. Danner
Afdeling Inwendige Geneeskunde
Academisch Medisch Centrum, Amsterdam

Dr. N.P. van Duijn
Afdeling Huisartsgeneeskunde
Academisch Medisch Centrum, Amsterdam

Drs. I. Eijkelberg
Capaciteitsgroep Beleid, Economie en Organisatie van de Zorg
Universiteit Maastricht/Academisch Ziekenhuis Maastricht

Prof.dr. R.J. de Haan
Afdeling Klinische Epidemiologie en Biostatistiek
Universiteit van Amsterdam

Dr. R.M.J.L. van der Heijde
Afdeling Longziekten
Academisch Ziekenhuis Utrecht

Prof.dr. R.J. Heine
Afdeling Endocrinologie
Academisch Ziekenhuis Vrije Universiteit, Amsterdam

Dr. N. Hoeymans,
Centrum Volksgezondheid Toekomst Verkenningen
RIVM, Bilthoven

Dr. J.B.M. Kuks
Afdeling Neurologie
Academisch Ziekenhuis Groningen

Prof.dr. J-W.J. Lammers
Afdeling Longziekten
Academisch Ziekenhuis Utrecht

Dr. E.H. van de Lisdonk
Afdeling Huisartsgeneeskunde
Katholieke Universiteit Nijmegen

Prof.dr. P.J. van der Maas
Instituut Maatschappelijke Gezondheidszorg
Erasmus Universiteit Rotterdam

Prof.dr. B. Meyboom-de Jong
Disciplinegroep Huisartsgeneeskunde
Rijksuniversiteit Groningen

Prof.dr. M.H. van Rijswijk
Afdeling Reumatologie
Academisch Ziekenhuis Groningen

Prof.dr. E. Schadé
Afdeling Huisartsgeneeskunde
Universiteit van Amsterdam

Prof.dr. A.H. Schene
Afdeling Psychiatrie
Universiteit van Amsterdam

Dr. J. Schuling
Disciplinegroep Huisartsgeneeskunde
Rijksuniversiteit Groningen

Prof.dr. C. Spreeuwenberg
Transmuraal & Diagnostisch Centrum
Academisch Ziekenhuis Maastricht/Universiteit Maastricht

Dr. P.W. Westerhof
Afdeling Cardiologie, Hart-Long Instituut
Universitair Medisch Centrum Utrecht

Voorwoord

Chronisch zieken hebben de toekomst. Deze uitspraak is enigszins wrang maar tegelijkertijd ook realistisch. De demografische ontwikkelingen (dubbele vergrijzing, ik spreek liever van de verzilvering van de samenleving) en de successen in de geneeskunde zullen er in de eerste decennia van de nieuwe eeuw toe leiden dat het aantal mensen met een chronische aandoening zeer fors zal stijgen.

Maar chronisch zieken hebben niet alleen op deze wijze de toekomst. Meer dan ooit tevoren mogen zij zich verzekerd weten van toenemende aandacht voor hun problematiek. Lange tijd domineerden acute en levensbedreigende ziekten de geneeskunde. Het is nog maar van recente datum dat aan deze eenzijdigheid een einde is gemaakt door aan aandoeningen met een hoge ziektelast meer aandacht te schenken. Zo zijn er de afgelopen jaren onderzoeksprogramma's, programma's voor zorgvernieuwing, activiteiten voor empowerment van mensen met een chronische aandoening, voorlichtingsactiviteiten en programma's voor opleiding en nascholing tot stand gebracht. De resultaten hiervan zullen de komende tijd hun weg vinden naar de dagelijkse praktijk. Hierdoor zullen tot ver in de nieuwe eeuw chronisch zieken hoog op de agenda blijven staan.

Met de aandacht voor chronisch zieken kun je niet vroeg genoeg beginnen. De redactie van deze publicatie verdient daarom een groot compliment voor het initiatief om een opleidingsboek tot stand te brengen. De term opleiding dient hierbij breed opgevat te worden. Behalve voor mensen die in opleiding zijn is dit boek ook van belang voor allen die beroepsmatig of vanuit persoonlijke betrokkenheid te maken hebben met de problematiek van chronisch zieken.

Henk Smid
algemeen directeur van ZorgOnderzoek Nederland

Ten geleide

Veel patiënten en zorgverleners krijgen te maken met chronische ziekten. Ook in de eenentwintigste eeuw zullen chronische lichamelijke en psychische aandoeningen het gezondheidsprofiel van de Nederlandse bevolking blijven bepalen. Als gevolg van de voortschrijdende vergrijzing en de verbeterde levensverwachting zal het chronisch-ziekenvraagstuk nog sterker op de voorgrond treden. Daarnaast speelt de vooruitgang in de gezondheidszorg een rol. Door betere behandelmethoden en vroegere diagnostiek blijven mensen, als ze eenmaal worden geconfronteerd met een chronische aandoening, langer in leven. Als gevolg van deze ontwikkelingen zullen er steeds meer chronisch zieken komen die langer leven met hun ziekte, en een groter deel van hun leven aangewezen raken op de gezondheidszorg.

In de praktijk blijkt het moeilijk een overzichtelijk en inzichtelijk beeld te verkrijgen van de complexe situatie van chronisch zieken. Het gaat om sterk wisselende ziektebeelden, zowel in klinisch als sociaal opzicht. Dit boek beoogt de problematiek van chronisch zieken in brede zin in kaart te brengen. Ingegaan wordt op de epidemiologische en klinische aspecten van chronische ziekten, en op de gevolgen ervan voor patiënten en voor de gezondheidszorg.

Dit boek bestaat uit twee delen: een algemeen deel en een ziekte-specifiek deel.

In het eerste deel wordt een aantal algemene vraagstukken op het terrein van chronisch ziek(t)en besproken. Centraal staan de gevolgen van chronische aandoeningen voor de (volks)gezondheid en de gezondheidszorg. Eerst wordt een beschrijving gegeven van de omvang van chronische aandoeningen in Nederland en de ermee samenhangende ziekte- en zorglast. Aansluitend komen epidemiologische en demografische trends aan de orde. Hierna wordt ingegaan op de langetermijngevolgen van chronische aandoeningen voor de gezondheid en voor het dagelijks functioneren van patiënten. Vervolgens wordt de verscheidenheid van zorg belicht in termen van diagnostiek, behandeling en begeleiding, en palliatie. Tot slot gaat de aandacht uit naar keuzen, knelpunten en dilemma's in de zorg voor chronisch zieken.

Deze algemene vraagstukken worden in het tweede deel voor specifieke ziekten uitgewerkt. Hierin staat de chronisch zieke centraal. Chronische ziekten vertonen grote verschillen wat betreft aard en gevolgen voor het lichamelijk, psychisch en sociaal functioneren van de patiënt; vaak is sprake van een multidisciplinaire verscheidenheid van zorg. Hierin wordt inzicht gegeven door een uitgebreide beschrijving van zeven patiëntengroepen die exemplarisch zijn voor tal van chronisch zieken. Aan de orde komen cerebrovasculaire aandoeningen, reumatische aandoeningen, chronische longaandoeningen (COPD), chronisch hartfalen, diabetes mellitus, kanker en psychiatrische aandoeningen. Steeds wordt een illustratie gegeven van de specifieke problematiek van patiënten en wordt een beeld geschetst van de klinische aspecten van het ziektebeeld. Hierna wordt achtereenvolgens ingegaan op de functionele gezondheid van patiënten, de ermee samenhangende zorg, en de door patiënten ervaren knelpunten in de zorg.

Dit boek is ontwikkeld voor studenten geneeskunde, verpleegkunde en fysiotherapie en voor studenten van andere paramedische beroepsopleidingen. Omdat het primair een studieboek is, wordt de stof zodanig gepresenteerd dat delen ervan gemakkelijk zijn in te passen in het modulair georganiseerde onderwijs. Daarnaast is het boek bestemd voor geïnteresseerden die chronisch zieken professioneel of informeel terzijde staan.

De redactie heeft met dit studieboek een eerste poging gedaan om de omvangrijke vraagstukken van chronisch zieken in kaart te brengen. Zij houdt zich aanbevolen voor opmerkingen en suggesties betreffende aanvullingen en verbeteringen van dit boek.

AMC Amsterdam / RIVM Bilthoven 2000
Prof.dr. G.A.M. van den Bos (hoofdredacteur)
Prof.dr. S.A. Danner
Prof.dr. R.J. de Haan
Prof.dr. E. Schadé

Inhoud

1 Chronische aandoeningen en kwaliteit van leven en zorg

G.A.M. van den Bos, N. Hoeymans

1.1 INLEIDING

De volksgezondheid in Nederland is gedurende de afgelopen decennia aanzienlijk verbeterd. We leven langer en gezonder dan ooit tevoren. Tegelijkertijd zien we dat het aantal mensen dat met chronische ziekten wordt geconfronteerd, is gestegen. De toename van chronische ziekten kan worden teruggevoerd op de terugdringing van infectieziekten, de verbetering van diagnostische en therapeutische mogelijkheden, en de demografische vergrijzing van de bevolking. Onder invloed van de verbeterde levensverwachting zullen meer mensen ouder worden en daarmee een grotere kans hebben om een chronische ziekte te krijgen. Daarnaast zullen mensen, als zij eenmaal geconfronteerd worden met een chronische aandoening, door ontwikkelingen in de gezondheidszorg meer kans hebben om ouder te worden. Met deze verworvenheden zullen er meer chronisch zieken komen die langer leven met hun ziekte. De behoefte aan zorg zal derhalve in de komende jaren ook fors toenemen.

In dit hoofdstuk wordt het chronisch-ziekenvraagstuk in brede zin uiteengezet. Eerst wordt een nadere omschrijving gegeven van het begrip chronische aandoeningen (§ 1.2) en worden de gevolgen van het chronisch ziek-zijn geïllustreerd aan de hand van persoonlijke ervaringen van chronisch zieken (§ 1.3). Vervolgens wordt een beeld geschetst van achtereenvolgens: de omvang van chronische aandoeningen in Nederland (§ 1.4), de daarmee samenhangende gevolgen voor de kwaliteit van leven (§ 1.5), de gezonde levensverwachting (§ 1.6) en het zorggebruik (§ 1.7). Tot slot worden enkele kenmerken en knelpunten besproken van de multidisciplinaire zorg voor chronisch zieken (§ 1.8).

1.2 OMSCHRIJVING VAN CHRONISCHE AANDOENINGEN

De term chronische ziekten lijkt een homogene en duidelijk omschreven categorie patiënten in beeld te brengen. Bij nadere beschouwing is er evenwel sprake van een grote verscheidenheid van aandoeningen, met sterk uiteenlopende gevolgen voor de kwaliteit van leven en de ermee samenhangende zorgbehoeften.[1,2] Voor de omschrijving van chronische ziekten worden verschillende criteria gehanteerd:

■ *Aard*: een aandoening wordt in dit geval op grond van diagnostische criteria als chronisch aangemerkt, bijvoorbeeld diabetes mellitus.

■ *Duur*: een chronische aandoening wordt gekenmerkt door een zekere tijdsduur of frequentie van optreden. De duur kan sterk wisselen. Bij somatische aandoeningen wordt veelal de grens gelegd bij drie maanden, bijvoorbeeld in het geval van rugklachten. Bij psychiatrische aandoeningen wordt voor de definitie *chronisch* een minimum van ongeveer twee jaar aangehouden.

■ *Ernst*: een chronische aandoening brengt langdurige beperkingen in het dagelijks functioneren met zich mee.

■ *Zorgbeslag*: een chronische aandoening onderscheidt zich door een langdurig beroep op de gezondheidszorg.

In het algemeen worden chronische ziekten omschreven als irreversibele aandoeningen zonder uitzicht op volledig herstel en met een relatief lange ziekteduur. Het spectrum omvat levensbedreigende aandoeningen, zoals kanker en hart- en vaatziekten, aandoeningen die tot periodiek weerkerende klachten leiden, zoals astma en epilepsie, en aandoeningen die progressief verslechteren en invaliderend van aard zijn, zoals reumatoïde artritis en chronisch hartfalen. Daarnaast is er de grote groep chronisch psychiatrische patiënten. Het gaat hierbij om patiënten die ernstige beperkingen ondervinden in het dagelijks bestaan, maatschappelijk verminderd functioneren en langdurig zijn aangewezen op zorg en begeleiding.

Om een duidelijk beeld te verkrijgen van de gevolgen van chronische ziekten voor de volksgezondheid en gezondheidszorg, wordt veelal een striktere omschrijving naar diagnose aangehouden. Daarbij richt men zich op aandoeningen die naar verhouding vaak voorkomen in ons land, en die een relatief grote ziekte- en zorglast met zich meebrengen: neurologische aandoeningen, psychiatrische aandoeningen, chronische aandoeningen van het bewegingsapparaat, hart- en vaatziekten, kanker, chronische aspecifieke respiratoire aandoeningen (CARA) en diabetes mellitus.[3] Deze categorieën chronische aandoeningen zullen hier centraal staan.

Opgemerkt dient te worden dat de omschrijving van wie wel en wie niet chronisch ziek is, niet in de tijd onveranderlijk is. Chroniciteit hangt direct samen met de genezings- en overlevingskansen. Indien de genezingskansen toenemen, zal de ziekte in het algemeen minder (of niet meer) chronisch zijn. Aandoeningen die voorheen langdurig van aard waren, voltrekken zich dan in een korte ziekte-episode (bijvoorbeeld in het geval van maagzweren). Daarentegen kan verbetering van de overlevingskansen tot een toename van chroniciteit leiden, indien volledige genezing niet bereikt wordt. Aandoeningen waaraan men voorheen in een betrekkelijk korte periode overleed, worden dan chronisch van aard (bijvoorbeeld in het geval van aids). Omdat preventie en curatie van chronische ziekten (nog) maar beperkt mogelijk zijn, zal naar alle waarschijnlijkheid een cumulatie van chronische ziekten optreden, met name op oudere leeftijd.

1.3 CASUÏSTIEK

De alledaagse realiteit van het chronisch ziek-zijn laat zien hoe veelvormig deze werkelijkheid is.[4] Voor een aantal chronisch zieken geldt dat zij zeer beperkt zijn in hun dagelijks functioneren, terwijl anderen zonder noemenswaardige beperkingen deelnemen aan het dagelijks leven. Daarnaast is sprake van een grote diversiteit in zorgbehoeften. Chronisch zieken hebben weliswaar min of meer continue behoeften aan zorg, maar in tijd en intensiteit zullen deze behoeften sterk wisselen.

Ter illustratie worden enkele aspecten van het chronisch ziek-zijn belicht. Daarbij wordt een korte schets gegeven van epidemiologische gegevens,[5] en van persoonlijke ervaringen van chronisch zieken. Gekozen is voor aandoeningen die verschillen in hun gevolgen voor de kwaliteit van leven en de daarmee samenhangende zorgbehoeften: diabetes mellitus, reumatoïde artritis en cerebrovasculair accident (CVA). Diabetespatiënten komen naar verhouding vaak in aanraking met de *cure*-gerichte sector, zowel in de eerste als in de tweede lijn; patiënten met reumatoïde artritis krijgen relatief vaak te maken met voorzieningen op het raakvlak van *cure* en *care*, in het bijzonder revalidatievoorzieningen; CVA-patiënten zijn veelal aangewezen op de *care*-sector, met name de thuiszorg.

1.3.1 Diabetes mellitus

Diabetes mellitus (DM), ofwel suikerziekte, is een chronische stofwisselingsziekte die gepaard gaat met een te hoog glucosegehalte in het bloed. In Nederland zijn ruim 260.000 mensen met diabetes bekend. Daarnaast wordt verondersteld dat momenteel nog eenzelfde aantal mensen diabetes heeft, zonder dat zij als zodanig zijn gediagnosticeerd. De ziekte kan al op jongere leeftijd ontstaan (insulineafhankelijke DM type I) of op middelbare of oudere leeftijd (niet-insulineafhankelijke DM type II). Uit epidemiologisch onderzoek blijkt dat circa 20% van alle patiënten behoort tot type I en 80% tot type II. De prevalentie is op oudere leeftijd onder vrouwen wat hoger dan onder mannen. De behandeling van diabetespatiënten is gericht op een goede glykemische instelling en het voorkomen van ernstige complicaties, zoals retinopathie en nefropathie.

Een vrouw van 43 jaar beschrijft in 'Van het ene moment op het andere' haar plotselinge confrontatie met diabetes.[6]

[...] De nachten zijn gemaakt van dorst en water. Vaak val ik pas bij het eerste daglicht in slaap om een paar uren later hevig transpirerend wakker te worden. Van onder mijn hoofdhuid kriebelen dan zweetdruppels tot ze in kleine straaltjes langs mijn gezicht tot in m'n nek lopen. [...] De dokter is aan de telefoon. 'Uw bloedsuikergehalte is eenendertig', zegt hij. Hij legt uit dat ik elk moment in coma zou kunnen raken. [...] De internist deelt de mening van mijn huisarts. Binnen een half uur word ik in het ziekenhuis verwacht voor een opname. 'Kan dat niet tot morgen wachten?', vraag ik en voel dat ik aan het verliezen ben.

[...] Woord na woord dringt het tot mij door dat mijn leven voortaan zal afhangen van een streng dieet, van een weloverwogen levensritme, van het inspuiten van insuline. Ik ben een suikerpatiënte geworden. Onvoorbereid, van de ene op de andere minuut.

[...] Een te hoog bloedsuikergehalte kan de netvliezen aantasten. Dankzij de insuline die ik inspuit en mijn inmiddels veel lagere bloedsuikergehalte zie ik beter dan een week geleden. Nu pas besef ik hoe mijn zicht, gedurende de maanden dat ik onwetend was van mijn ziekte, verslechterde. Een wat oudere dame die aan de grote tafel aan het andere eind van het dagverblijf zit, vertelt hoe haar moeder ten gevolge van suikerziekte blind is geworden. Dezelfde ziekte was er de aanleiding van dat bij een vriendin van haar het rechterbeen vanaf de knie geamputeerd moest worden. 'Gelukkig is de medische wetenschap in al die jaren gevorderd', besluit zij haar verhaal dat mij een week geleden nog angstig gemaakt zou hebben.

[...] Vandaag is het precies twee weken geleden dat ik in het ziekenhuis werd opgenomen. Dit is de eerste dag na mijn thuiskomst. Voor me, op de tafel, ligt het diabetescodicil. Ik schrijf mijn medicijngebruik, mijn adres, het adres van de behandelend arts, mijn woonplaats en bevestig met mijn naam het stempel op mijn leven waaraan niet te ontkomen valt.

1.3.2 Reumatoïde artritis

Reuma is de verzamelnaam voor een groot aantal ziekten die vooral de gewrichten en de spieren aantasten. De ernst van het ziektebeeld kan variëren van een matige gewrichtsaandoening zonder grote gevolgen, tot ernstige vergroeiingen van handen en polsen. Reumatoïde artritis is een van de meest invaliderende reumatische aandoeningen. Deze ziekte wordt gekenmerkt door een chronische ontsteking van meerdere gewrichten. Circa 80.000 mensen zijn bij de huisarts bekend met reumatoïde artritis. Uit epidemiologisch bevolkingsonderzoek blijkt dat de prevalentiecijfers veel hoger liggen (circa 145.000). Een groot aantal patiënten – veelal met mildere vormen van reumatoïde artritis – zijn voor hun reumatische klachten (nog) niet bij hun huisarts geweest. Reumatoïde artritis wordt bij vrouwen meer gezien dan bij mannen.

> Een vrouw die al 25 jaar reuma heeft, is in al haar handelingen ernstig gehandicapt. In het document 'De reuma krijgt mij niet te pakken' beschrijft zij haar ervaringen door de jaren heen.[7]
>
> [...] Je hebt mij niet gekend, toen ik nog geen reuma had. Ik kon alles, ik was nooit moe; wat mijn ogen zagen, konden mijn handen. Ik draaide mijn hand niet om voor een huishouden met drie kinderen. Dat geloof je niet als je me nu ziet met al mijn beperkingen.
>
> [...] Vijfentwintig jaar vallen en opstaan. Ik ben het hele circuit doorgegaan: huisartsen, revalidatieartsen, professoren, fysiotherapeuten, orthopedisten, talloze aanpassingen in en rond het huis, huishoudelijke hulp, alternatieve geneeswijzen, een zee komt over je heen. Soms heb je er geen zin meer in: 'Ik onderneem niets meer'. Van al die toenemende beperkingen werd ik soms wanhopig, maar dat zijn slechts momenten.
>
> [...] Ik verzet mij tegen de gevolgen van reuma, maar je moet wel je verstand blijven gebruiken. Ik accepteer wat nu eenmaal zo is. Mijn eerste aangepaste schoenen vond ik vreselijk, ik heb erom gehuild. Ik heb ze een half jaar in de kast laten staan.
>
> [...] In het begin wilde ik van geen rolstoel horen, maar mijn beperkingen namen in de loop der jaren toe, zodat ik er wat positiever over ging denken.
>
> [...] Reuma nestelt zich in alle gewrichten. Op alle draaipunten van de ledematen treden beperkingen op, bij de knieën en heupen, en bij de nek. Niet alleen krijg je geen draad meer in een naald, ook het

omdraaien van een sleutel, gaan staan of gaan zitten, of even omkijken wordt moeilijk tot onmogelijk. Om toch enige zelfstandigheid te bewaren, staan er hulpmiddelen ter beschikking en kan het huis worden aangepast: het aanrecht verlaagd, het bed verstelbaar, de bediening van de auto bekrachtigd, de wc verhoogd et cetera. Het helpt, het verlicht, het maakt dragelijk, maar bij dit alles ben jezelf degene die het meest is aangepast.

[...] De reumapatiëntenvereniging heeft veel voor mij betekend. Ik kon bij mijn man en kinderen ook wel kwijt wat op mijn hart lag, maar het echte relativeren en accepteren doe je pas met de mensen die hetzelfde meemaken.

1.3.3 Cerebrovasculair accident

Jaarlijks worden circa 28.000 mensen – vooral ouderen – getroffen door een beroerte of cerebrovasculair accident (cva). De prevalentie in huisartsenregistraties wordt geschat op 84.000, vrijwel evenveel mannen als vrouwen. In 80% van de gevallen is een beroerte het gevolg van een herseninfarct, terwijl in 20% van de gevallen sprake is van een hersenbloeding. Een beroerte gaat in veel gevallen samen met een verkorte levensduur en ernstige functionele achteruitgang. Beroertes zijn na hart- en vaataandoeningen en kanker de derde doodsoorzaak in Nederland. Bovendien veroorzaken beroertes in de meeste gevallen blijvende invaliditeit. Kenmerkend voor vele cva-patiënten is hun afhankelijkheid van zorg over een lange periode.

Hoe ingrijpend een beroerte is, wordt duidelijk uit het document 'Over een beroerte gesproken' waarin cva-gehandicapten en directbetrokkenen over hun ervaringen vertellen.[8]
Een oudere vrouw vertelt over haar man die meerdere keren een beroerte heeft gehad, en uiteindelijk in een verpleeghuis moest worden opgenomen.

[...] In overleg met de neuroloog ging mijn man na de ziekenhuisopname naar een verpleeghuis, omdat hij lichamelijk niet in staat was om naar een revalidatiekliniek te gaan. Na ruim een maand was het wel zover en begon de revalidatie. Hij vond alles best wat er gebeurde en was totaal niet gemotiveerd. Alle avonden was ik met hem bezig om te oefenen wat hij overdag gedaan had. Dikwijls liep ik hele dagen mee om maar te weten welke oefeningen goed voor hem waren. Veel verbetering zat er niet in. Hij kon zijn linkerbeen nog geen twee centimeter van de vloer tillen. Na bijna een half jaar deelde de arts mij mede, dat naar zijn verwachting geen verbetering meer zou optreden. De vraag werd gesteld naar verpleeghuis of thuis. Ik heb geen moment geaarzeld, hij kwam thuis.

[...] Enige jaren later werd mijn man opnieuw getroffen, zijn gezichtsveld werd erg klein. Van de neuroloog moest hij twee dagen per week voor een dagbehandeling naar een verpleeghuis. Vijf dagen per week kwam hulp van de kruisvereniging voor wassen en aankleden om mijn taak te verlichten. Dat ging bijna twee jaar uitstekend, toen stortte ik in.

[...] Tot mijn grote spijt was verzorging thuis niet meer mogelijk en verblijft hij nu voorgoed in het verpleeghuis. [...] Ik kan niet peilen of hij het prettig vindt als ik kom. Het straalt niet van hem af. Hij kijkt naar me maar hij zal geen hand opsteken en zeggen: 'Wat fijn dat je er bent!' [...] Drie, vier keer per week ga ik naar hem toe, je voelt je ertoe verplicht. Ik neem altijd iets lekkers mee, hij geniet van kleine dingen. Als ik wegga, laat ik hem achter. Dat voel ik zo.

[...] Ik heb al een gedeelte van het rouwproces doorgemaakt, het is je man immers niet meer. Niet de man die je getrouwd hebt. Zijn arm om je heen mis je. Als er iets met hem gebeurt, zal ik toch in een gat vallen.

1.4 OMVANG VAN CHRONISCHE AANDOENINGEN

Het aantal chronisch zieken in Nederland is slechts bij benadering bekend en sterk afhankelijk van gehanteerde definities en registratiemethoden. Om een systematisch beeld te verkrijgen van de omvang van chronische aandoeningen onder de Nederlandse bevolking, staan diverse gegevensbronnen ter beschikking. Globaal gesproken kunnen twee typen registraties worden onderscheiden:

A Medische registraties binnen de gezondheidszorg:
Het gaat hierbij om registraties in huisartspraktijken, ziekenhuizen en verpleeghuizen, alsmede om specifieke registraties zoals de Nederlandse kankerregistratie. Deze hebben per definitie alleen betrekking op personen die bekend zijn bij de gezondheidszorg.

B Gezondheidsenquêtes onder de algemene bevolking:
Door het Centraal Bureau voor de Statistiek (CBS) worden jaarlijks gezondheidsenquêtes gehouden onder de niet-institutionele bevolking. Daarbij wordt de prevalentie van een groot aantal langdurige aandoeningen vastgelegd. Het voordeel van dergelijke enquêtes is dat daarmee ook informatie beschikbaar komt over ziekten die niet onder de aandacht van artsen zijn gebracht.

Een belangrijk nadeel van gezondheidsenquêtes betreft de aard van de medische informatie. Gedetailleerde diagnostische gegevens kunnen alleen via medische registraties verkregen worden. Dit type registratie is derhalve een belangrijke bron voor de prevalentiebepaling van chronische aandoeningen. Daarentegen zijn gezondheidsenquêtes vooral bruikbaar om de gevolgen van chronische aandoeningen voor de kwaliteit van leven en het gebruik van de gezondheidszorg te kwantificeren. Dit soort gegevens wordt standaard verzameld in gezondheidsenquêtes; in medische registraties ontbreken dergelijke gegevens. Overigens verschaffen de cbs-gezondheidsenquêtes geen informatie over de gevolgen van psychiatrische aandoeningen, omdat zelfrapportage op dit terrein buitengewoon ingewikkeld is.

In tabel 1-1 zijn de prevalenties van chronische aandoeningen volgens medische registraties weergegeven.5 De vijf meest prevalente chronische aandoeningen zijn: cara, artrose, diabetes mellitus, dorsopathieën en coronaire hartziekten (zie figuur 1-1). Multiple sclerose, longkanker, schizofrenie, de ziekte van Parkinson en osteoporose komen naar verhouding minder vaak voor. Opgemerkt dient te worden dat de prevalente gevallen een geselecteerde groep vormen, namelijk van patiënten die nog in leven zijn. Zo hangt het relatief lage

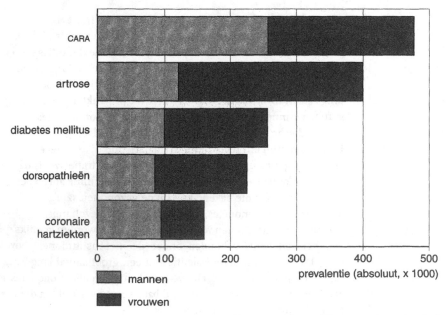

Figuur 1-1   De topvijf van prevalente chronische
aandoeningen in Nederland5

Tabel 1-1 Prevalentie van chronische aandoeningen[5]

Aandoening	Totaal	Mannen	Vrouwen
Nieuwvormingen			
• dikke darm- en endeldarmkanker	46.500	21.900	24.600
• longkanker	18.500	15.900	2.600
Endocriene, voedings- en stofwisselingsziekten			
• diabetes mellitus	268.300	106.200	162.100
Psychische stoornissen			
• dementie	32.600	8.600	24.000
• schizofrenie	21.200	12.800	8.400
• depressie	78.900	26.800	52.100
Ziekten van het zenuwstelsel			
• ziekte van Parkinson	23.500	11.400	12.100
• multiple sclerose	12.400	3.900	8.500
• epilepsie	94.200	48.000	46.200
Ziekten van het hartvaatstelsel			
• coronaire hartziekten	154.400	90.600	63.800
• hartfalen	93.500	38.400	55.100
• beroerte	83.900	42.300	41.600
Ziekten van de ademhalingswegen			
• CARA	462.600	266.400	196.200
– astma	172.500	82.200	90.300
– COPD (emfyseem, chronische bronchitis)	290.100	184.200	105.900
Ziekten van het bewegingsstelsel			
• reumatoïde artritis	80.700	27.000	53.700
• artrose	403.000	120.500	282.500
• dorsopathieën	225.800	86.900	138.900
• osteoporose	28.900	3.800	25.100

prevalentiecijfer van longkanker samen met de ongunstige overlevingskansen.

Voor een aantal aandoeningen treden duidelijk geslachtsverschillen op. Diabetes mellitus, dementie, depressie, multiple sclerose, hartfalen en ziekten van het bewegingsstelsel komen vaker voor bij vrouwen dan bij mannen, terwijl longkanker, coronaire hartziekten en COPD naar verhouding vaker voorkomen bij mannen. Over het algemeen geldt dat de prevalentie van chronische aandoeningen toeneemt met de leeftijd. In veel gevallen is er sprake van comorbiditeit, dat wil zeggen dat zich bij één persoon meer dan één ziekte tegelijkertijd manifesteert. Comorbiditeit komt met name vaak voor bij ouderen.

Chronische ziekten zullen langdurig het profiel van de Nederlandse volksgezondheid blijven bepalen. Naar verwachting zal het aantal chronisch zieken in 2015 ten opzichte van 1994 met 25-60% zijn gestegen.[9]

1.5 CHRONISCHE AANDOENINGEN EN KWALITEIT VAN LEVEN

Chronische aandoeningen hebben behalve medisch-klinische aspecten ook belangrijke consequenties voor het dagelijks bestaan. Om de gevolgen van ziekten op een geordende wijze te kunnen beschrijven staan grofweg twee modellen ter beschikking: het WHO-model van de International Classification of Impairments, Disabilities and Handicaps (ICIDH) en het kwaliteit van leven-model.

In het ICIDH-model worden de gevolgen van ziekte vastgelegd aan de hand van drie deelclassificaties: stoornissen (bijvoorbeeld afasie ten gevolge van een beroerte), beperkingen (bijvoorbeeld communicatiebeperkingen) en handicaps (bijvoorbeeld verlies van werk).[10] In het kwaliteit van leven-model worden de gevolgen van ziekte beschreven aan de hand van fysieke aspecten (bijvoorbeeld pijn), functionele aspecten (bijvoorbeeld beperkingen in mobiliteit), psychische aspecten (bijvoorbeeld depressie) en sociale aspecten (bijvoorbeeld vereenzaming). In dit opzicht verwijst kwaliteit van leven naar de gezondheidstoestand in brede zin. Veelal wordt daarom ook wel van gezondheidgerelateerde kwaliteit van leven gesproken. Hiermee sluit het kwaliteit van leven-model sterk aan op het ICIDH-model.

Kwaliteit-van-leven-uitkomsten worden in toenemende mate gebruikt ten behoeve van de kwaliteitsbewaking van de gezondheidszorg.[11] Gegevens over gezondheidsbeperkingen maken het mogelijk de behandeling en zorg zo goed mogelijk af te stemmen op de specifieke situatie van patiënten. Daarnaast kan deze informatie worden aangewend om het effect van behandelingen te kunnen vaststellen.

Om gedetailleerde uitspraken te kunnen doen over de ziektelast in termen van kwaliteit van leven is nog onvoldoende informatie beschikbaar. Op populatieniveau zijn gegevens bekend over enkele aspecten van het lichamelijk en psychisch functioneren (zie figuur 1-2). Er wordt (nog) geen systematische informatie verzameld over de sociale gevolgen van chronische ziekten. Wel wordt navraag gedaan

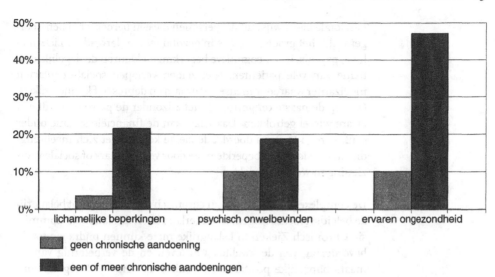

Figuur 1-2 *Lichamelijke beperkingen, psychisch onwelbevinden en ervaren ongezondheid bij personen zonder en met chronische aandoeningen*[5]

naar de manier waarop mensen hun gezondheid ervaren. Deze indicator kan worden beschouwd als een samenvattende maat van het lichamelijk, psychisch en sociaal functioneren. Chronische ziekten worden in het algemeen direct geassocieerd met beperkingen in het dagelijks bestaan. De gegevens laten evenwel een genuanceerder beeld zien. De overgrote meerderheid van chronisch zieken rapporteert geen problemen in het lichamelijk en psychisch functioneren. Desalniettemin is er een belangrijke groep chronisch zieken die gedurende langere tijd gezondheidsproblemen in het dagelijks functioneren ondervindt. Van de personen met een chronische aandoening heeft 22% lichamelijke beperkingen tegenover 3% van de personen zonder chronische aandoeningen. Circa 19% van de chronisch zieken rapporteert psychische problematiek tegenover 10% van de personen zonder chronische aandoeningen. Van de chronisch zieken beoordeelt 48% de eigen gezondheidstoestand als minder gunstig tegenover 10% van de personen zonder chronische aandoeningen. In het geval van comorbiditeit ondervinden chronisch zieken veelal meer beperkingen in het dagelijks functioneren.

Uiteraard verschillen de gevolgen voor de kwaliteit van leven sterk van ziekte tot ziekte. Aan de ene kant van het spectrum bevinden zich de ziekten die (op den duur) ernstig ingrijpen in de kwaliteit van het bestaan, aan de andere kant van het spectrum de aandoeningen die het dagelijks bestaan nauwelijks beïnvloeden.

Het totale beeld wijst uit dat personen die een beroerte hebben doorgemaakt, het grootste verlies in gezondheid ondervinden. Lichamelijke, psychische en cognitieve beperkingen kleuren de dagelijkse situatie van vele patiënten. Niet zelden verlopen sociale contacten moeizamer waardoor mensen eenzaam en depressief kunnen raken. Ook op de naaste omgeving, in het bijzonder de partner, wordt een zware wissel getrokken. Daarnaast kan de financiële situatie onder druk komen te staan doordat de ziekte kosten met zich meebrengt die niet of slechts in beperkte mate door verzekeraars of sociale voorzieningen worden gedekt.

De complexe problematiek van chronisch zieken noopt tot belangrijke beleidsverschuivingen. In Nederland heeft de Nationale Commissie Chronisch Zieken in belangrijke mate kunnen bijdragen tot de bevordering van de kwaliteit van leven en de verbetering van de maatschappelijke positie van chronisch zieken.[12-14] Integrale zorg voor chronisch zieken behelst niet alleen gezondheidszorg, maar ook maatschappelijke zorg op het gebied van huisvesting, arbeid en inkomen.[15]

1.6 CHRONISCHE AANDOENINGEN EN (ON)GEZONDE LEVENSVERWACHTING

Om een gecomprimeerd beeld te kunnen geven van de huidige problemen op het gebied van volksgezondheid als gevolg van chronische aandoeningen, is de maat van de gezonde levensverwachting ontwikkeld. Hierbij wordt informatie over sterfte via de levensverwachting in de bevolking samengevoegd met informatie over ziekte of ervaren ongezondheid. Dit levert een maat op voor het gemiddeld aantal jaren dat een persoon in goede gezondheid zal verkeren.

De levensverwachting bedraagt momenteel 74,6 jaar voor mannen en 80,3 jaar voor vrouwen. Indien we uitgaan van de 'ervaren gezondheid' als indicator van gezondheid, behelst het aantal jaren in goede gezondheid zowel voor mannen als voor vrouwen 60 jaar. Vrouwen leven langer maar brengen aanzienlijk meer jaren door met gezondheidsproblemen (20 jaar) in vergelijking met mannen (14,5 jaar). Vooral de chronische lichamelijke en psychische aandoeningen dragen bij tot de ongezonde jaren. De gezondheidsverschillen tussen mannen en vrouwen laten zien dat de winst in levensduur gepaard gaat met een grotere ziektelast. Een tegenovergesteld patroon wordt waargenomen bij sociaal-economische verschillen. Mensen uit hogere sociaal-economische groepen leven langer, maar brengen tevens minder jaren met gezondheidsproblemen door in vergelijking met mensen uit de lagere sociaal-economische groepen. In dit geval gaat de winst in levensduur samen met een geringere ziektelast.

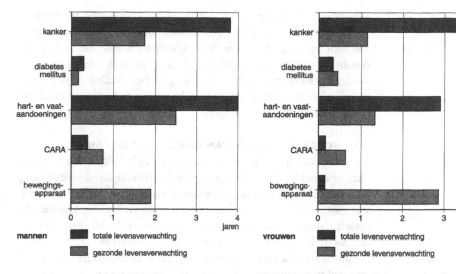

Figuur 1-3 Winst in totale levensverwachting en
in gezonde levensverwachting (in jaren, vanaf de
leeftijd van 15 jaar) bij eliminatie van ziekten naar
geslacht[16]

Deze gegevens laten zien hoe ingewikkeld het is om de gezondheidswinst bij een toegenomen levensverwachting te bepalen. Zelfs als
ziekten effectief bestreden kunnen worden en aanmerkelijke gezondheidswinst voor patiënten wordt bereikt, zal de ziektelast in de
bevolking niet per definitie afnemen. De effecten van gezondheidszorg zullen van ziekte tot ziekte sterk verschillen en hangen samen
met de mate waarin de ziekte leidt tot vroegtijdige sterfte of langdurige beperkingen.[16] Bestrijding van ziekten die sterk beperkend maar
niet levensbedreigend zijn, zoals ziekten van het bewegingsapparaat,
zal leiden tot een aanzienlijke vermindering van de ziektelast, terwijl
de totale levensverwachting vrijwel niet zal toenemen. Een voorbeeld: indien vrouwen boven de 15 jaar geen risico meer zouden hebben op chronische ziekten van het bewegingsapparaat, zou de totale
levensverwachting met 0,1 jaar stijgen, terwijl de gezonde levensverwachting met bijna 3 jaar zou toenemen (zie figuur 1-3). Voor ziekten
die wel levensbedreigend zijn, zoals kanker of hart- en vaataandoeningen, blijkt effectieve bestrijding te leiden tot een stijging van het
aantal gezonde jaren, maar ook tot een stijging van het aantal ongezonde jaren, omdat degenen die langer leven getroffen zullen worden door andere chronische ziekten en ouderdomskwalen. Een voorbeeld: als vrouwen boven de 15 jaar geen risico meer zouden hebben
op kanker, zou de totale levensverwachting met ruim 3 jaar stijgen,
terwijl de gezonde levensverwachting met slechts circa 1 jaar zou toenemen.

Uit deze bevindingen volgt dat, wanneer succesvolle preventieve maatregelen of therapieën beschikbaar komen, het nettoresultaat kan zijn dat de ziektelast in de bevolking toeneemt. Dit is de paradoxale situatie waarvoor het beleid en de praktijk van de gezondheidszorg worden gesteld. Als gevolg hiervan zullen steeds meer mensen een relatief groter deel van hun leven aangewezen raken op gezondheidszorgvoorzieningen.

1.7 HET ZORGGEBRUIK VAN CHRONISCH ZIEKEN

De aandacht in de gezondheidszorg is in het algemeen sterk gericht geweest op de *cure*, op de medisch-technologische vooruitgang ten aanzien van screening, diagnostiek en therapie. Met de toename van chronisch zieken is de *care*-sector meer in beeld gekomen. De verschuiving van *cure* naar *care* wordt daarom veelvuldig gebruikt om de specifieke zorgbehoeften van chronisch zieken te karakteriseren. De problematiek van chronisch zieken laat de medische *cure*-sector evenwel niet ongemoeid.[17] In de feitelijke zorg nemen de *cure*-voorzieningen ook bij chronisch zieken een belangrijke plaats in (zie figuur 1-4). Vrijwel alle chronisch zieken (90%) doen jaarlijks een beroep op de huisarts (tegenover 72% van de personen zonder chronische aandoeningen); 61% van de chronisch zieken heeft jaarlijks contact met de specialist (voor niet-chronisch zieken is dit percentage 33), terwijl 14% van de chronisch zieken (versus 4% van de niet-chronisch zieken) jaarlijks in een ziekenhuis is opgenomen. Op de *care* van de thuiszorg (wijkverpleging of gezinszorg) is slechts 8% van de chronisch zieken aangewezen. Circa eenderde van de chronisch zieken behoeft fysiotherapie.

Niet alle patiëntengroepen doen in dezelfde mate een beroep op de gezondheidszorg. Kankerpatiënten, diabetespatiënten en patiënten met hart- en vaatziekten hebben vooral te maken met medisch-specialistische zorg. De medische zorg voor carapatiënten ligt grotendeels bij de huisarts. Revalidatie vervult een relatief belangrijke functie voor mensen met chronische aandoeningen van het bewegingsapparaat. De thuiszorg wordt veelal ingeschakeld voor patiënten met neurologische aandoeningen en kanker. Bezien we het totale beeld, dan blijken cva-patiënten het sterkst aangewezen te zijn op de gezondheidszorg, zowel op *cure*- als op *care*-voorzieningen.

1.8 MULTIDISCIPLINAIRE ZORG VOOR CHRONISCH ZIEKEN

Kenmerkend voor de zorg aan chronisch zieken is de multidisciplinaire verscheidenheid. De volgende kernvoorzieningen uit de *cure*- en *care*-sector zijn daarbij betrokken: huisartsen en medisch specialisten; revalidatie; verpleegkundigen; verpleeghuis; informele zorgverleners en patiëntengroepen.

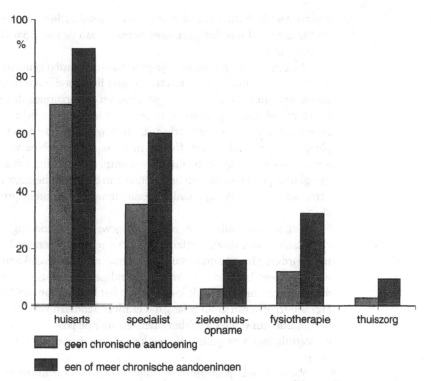

geen chronische aandoening

een of meer chronische aandoeningen

Figuur 1-4   Jaarlijks contact met voorzieningen in de gezondheidszorg van personen zonder en met chronische aandoeningen[17]

Huisartsen zijn de generalisten in de medische zorg voor chronisch zieken. Zij dragen zorg voor de behandeling en begeleiding van patiënten tijdens alle fasen van hun ziek-zijn. Diagnostische en therapeutische beslissingen komen evenwel steeds vaker in samenwerking tussen de eerste en tweede lijn tot stand. De overgrote meerderheid van chronisch zieken is in behandeling bij huisarts én medisch specialist. Het strakke hiërarchische echelonneringsmodel spoort niet met de zorgproblematiek van chronisch zieken.

De revalidatie vervult een kernfunctie op het raakvlak van *care* en *cure*. Een team van gespecialiseerde hulpverleners is daarbij betrokken: revalidatiearts, fysiotherapeut, ergotherapeut, logopedist, psycholoog, maatschappelijk werker, verpleegkundige, arbeidskundige, orthopedisch instrumentmaker en orthopedisch schoenmaker. Het primaire doel van de revalidatie is het voorkómen, dan wel verminderen van beperkingen en handicaps van mensen met een chronische aandoening. Hiermee levert de revalidatie een essentiële bijdrage aan de verbetering van de kwaliteit van leven van chronisch zieken. Het is derhalve noodzakelijk dat de revalidatie meer dan tot nu toe het geval was, integraal deel uitmaakt van de zorg voor chronisch zieken.

Verpleegkundigen kunnen de generalisten worden genoemd in de *care* voor chronisch zieken. Daarbij gaat het zowel om thuiszorg als om zorg in ziekenhuizen, verpleeghuizen en verzorgingshuizen. De verpleegkundige praktijk is mede onder invloed van technologische ontwikkelingen sterk verbreed, en omvat naast de direct verpleegkundige handelingen diverse functies op het gebied van instructie, voorlichting en coördinatie van zorg. De brede inzet van verpleegkundigen noopt tot een heroriëntatie in de gezondheidszorg en een maatschappelijke opwaardering van de verpleegkundige professie.

Het verpleeghuis is de meest aangewezen voorziening voor chronisch zieken als zij niet langer thuis verpleegd en verzorgd kunnen worden. Hier is sprake van een intense zorgafhankelijkheid en van complexe medische en verpleegkundige beslissingen met indringende gevolgen voor de kwaliteit van het bestaan van patiënten. Het is derhalve van groot belang dat er meer aandacht komt voor de leefsituatie van verpleeghuisbewoners en voor de positie en arbeidsomstandigheden van allen die werkzaam zijn in de verpleeghuiszorg.

Naast de vele professionele hulpverleners vervullen informele zorgverleners, met name partners, een centrale rol. De informele zorgsector is aanzienlijk omvangrijker dan de professionele zorgsector. Informele verzorgers staan in het algemeen voor een zware taak die vaak onzichtbaar en verborgen blijft. Indien we de zorg in de thuissituatie op een hoog peil willen houden, zullen ondersteunende activiteiten en diensten verder ontwikkeld moeten worden, zoals dagopvang, tijdelijke opname, aanpassingen in de woonomgeving, persoonsgebonden budgetten en psychosociale ondersteuning van informele zorgverleners.

Patiëntengroepen ten slotte, krijgen een steeds grotere rol toebedeeld in de chronische zorg. Patiëntenorganisaties zetten zich via lotgenotencontact, voorlichting en belangenbehartiging in voor een verbetering van de kwaliteit van de zorg. Vele chronisch zieken hebben vanuit hun jarenlange ervaringsdeskundigheid een eigen professionaliteit ontwikkeld in het omgaan met ziekte. Deze professionaliteit krijgt schoorvoetend maar steeds duidelijker erkenning binnen de professionele gezondheidszorg. Het gaat niet alleen meer om zorg *voor* de patiënt, maar juist ook om zorg *door* de patiënt.

Chronisch zieken laten een grote verscheidenheid in zorgbehoeften zien. Omdat vele voorzieningen en disciplines betrokken zijn bij de zorg voor chronisch zieken, is in het bijzonder de continuïteit een belangrijk vraagstuk. Om de zorg zo goed mogelijk af te stemmen op de zorgbehoeften van chronisch zieken, is meer aandacht nodig voor de coördinatie van de multidisciplinaire zorg. Voorts is het van belang dat het noodzakelijke zorgaanbod ook (financieel) toegankelijk en bereikbaar blijft. Chronisch zieken die langdurig aangewezen zijn op zorg, lopen niet zelden aan tegen de organisatie van de hedendaagse gezondheidszorg en hebben vaker te maken met bijvoorbeeld wachtlijsten. Knelpunten en klachten die chronisch zieken zelf naar voren brengen, hebben vooral betrekking op relationele aspecten (bijvoorbeeld onvoldoende aandacht of informatie), organisatorische aspecten (bijvoorbeeld problemen met betrekking tot beschikbaarheid en samenwerking) en medisch-technische aspecten (bijvoorbeeld nalatigheid in behandeling en diagnostiek).[18]

Velen hebben zich de afgelopen jaren beijverd voor de ontwikkeling van meer vraaggestuurde zorg, waarbij daadwerkelijk rekening wordt gehouden met de specifieke behoeften van chronisch zieken en met de wijze waarop zij hun leven hebben ingericht. Met het oog op het toenemend aantal chronisch zieken in de toekomst zal de aandacht voor de kwaliteit van leven en de kwaliteit van zorg van blijvende betekenis zijn.

REFERENTIES

1 Bos GAM van den. Zorgen van en voor chronisch zieken. Utrecht: Bohn, Scheltema & Holkema, 1989.
2 Bos GAM van den. The burden of chronic diseases in terms of disability, use of health care and healthy life expectancies. Eur J Public Health 1995;5:29-34.
3 RGO. Advies chronische aandoeningen: prioriteiten voor onderzoek. 's-Gravenhage: Raad voor Gezondheidsonderzoek, 1991.
4 Spreeuwenberg C, Bos GAM van den, Boom FM van den, et al, redactie. Met het oog op autonomie: zorg, opvang en begeleiding van chronisch zieken. Assen: Van Gorcum, 1995.
5 VTV. Volksgezondheid Toekomstverkenning 1997. I. De gezondheidstoestand: een actualisering. Maas IAM, Gijsen R, Lobbezoo IE, et al, eindredactie. Bilthoven: Rijksinstituut voor Volksgezondheid en Milieu; Maarssen: Elsevier/De Tijdstroom, 1997.
6 Garcia T. Van het ene moment op het andere. Amersfoort: Diabetes Vereniging Nederland, 1989.
7 Wittebrood A. De reuma krijgt mij niet te pakken. Baarn: Tirion, 1999.
8 Wachters-Kaufmann CSM, samenstelling. Over een beroerte gesproken: ervaringsverhalen van en voor CVA-gehandicapten en hun naaste omgeving. Vakgroep Huisartsgeneeskunde van de Rijksuniversiteit Groningen; Landelijke Vereniging voor CVA-gehandicapten en partners 'Samen verder'. Groningen: Vakgroep Huisartsgeneeskunde Rijksuniversiteit Groningen, 1994.

9 VTV. Volksgezondheid Toekomstverkenning 1997. De som der delen. Ruwaard D, Kramers PGN, eindredactie. Bilthoven: Rijksinstituut voor Volksgezondheid en Milieu; Maarssen: Elsevier/De Tijdstroom, 1997.

10 ICIDH Internationale Classificatie van stoornissen, beperkingen en handicaps. 2e dr. World Health Organization: WHO Collaborating Centre voor de ICIDH in Nederland. Genève: WHO, 1993.

11 Bos GAM van den, Triemstra AHM. Kwaliteit van leven en kwaliteit van zorg: een paar apart. Kwaliteit & Zorg 1997;5:159-66.

12 Bos GAM van den, Frijlings BW, Koster-Dreese Y, et al, redactie. Chronisch-ziekenbeleid in de jaren negentig. Nationale Commissie Chronisch Zieken. Utrecht: Uitgeverij SWP, 1999.

13 NCCZ. Van mogelijk naar noodzakelijk: chronisch-ziekenbeleid in de 21e eeuw. Eindadvies Nationale Commissie Chronisch Zieken. Zoetermeer: Nationale Commissie Chronisch Zieken, 1999.

14 NCCZ. Dynamiek van chronisch zieken: overzicht chronisch ziekenbeleid 1991-1999. Vries L de, samensteller. Zoetermeer: Nationale Commissie Chronisch Zieken, 1999.

15 Stoelinga B, Velden JMH van der, Bos GAM van den, et al. Chronisch zieken en gehandicapten: naar samenhang in beleid en belangenbehartiging. Utrecht: NIZW; Amsterdam: Instituut voor Sociale Geneeskunde, AMC/Universiteit van Amsterdam, 1996.

16 Nusselder WJ, Bos GAM van den, Lenior ME, et al. The elimination of selected chronic diseases in a population: the compression and expansion of morbidity. Am J Public Health 1996;86:187-94.

17 Picavet HSJ, Bos GAM van den. Het gebruik van gezondheidszorgvoorzieningen in relatie tot chronische aandoeningen en beperkingen. Mndber gezondheid (CBS) 1995;14:4-11.

18 Triemstra AHM, Bos GAM van den, Wal G van der. Ervaren knelpunten en klachten over de gezondheidszorg: een onderzoek gericht op de situatie van chronisch zieken. Zoetermeer: Nationale Commissie Chronisch Zieken, 1999.

2 Epidemiologische en demografische trends

P.J. van der Maas

2.1 INLEIDING

In dit hoofdstuk zullen ontwikkelingen in de demografie en de volksgezondheid aan de orde komen en hun mogelijke gevolgen voor de toekomstige vraag naar zorg als gevolg van chronische ziekte. Het zal blijken dat deze toekomstige zorglast wordt bepaald door een samenspel van maatschappelijke ontwikkelingen (welvaart), ontwikkelingen in de preventieve en curatieve gezondheidszorg en demografische factoren (sterfte, fertiliteit en migratie). Het hoofdstuk begint met een beschrijving van de ontwikkelingen in sterfte en levensverwachting (§ 2.2). In § 2.3 komen de gezonde levensverwachting en andere samengestelde maten voor de volksgezondheid aan de orde. In § 2.4 worden de begrippen compressie en expansie van ziekte uiteengezet, die vervolgens in § 2.5 en 2.6 met een tweetal voorbeelden worden geïllustreerd. In § 2.7 worden demografische ontwikkelingen besproken, terwijl de belangrijkste conclusies in § 2.8 kort worden samengevat.

2.2 STERFTE EN LEVENSVERWACHTING

Sterfte is van oudsher de belangrijkste indicator voor de volksgezondheid. Dat heeft te maken met het feit dat sterftegegevens al veel langer beschikbaar zijn dan gegevens over ziekte. En dat is weer een gevolg van het feit dat over de vraag of iemand al dan niet is overleden, in principe weinig discussie kan bestaan. Bovendien is dit gegeven al heel lang tamelijk nauwkeurig vastgelegd in de bevolkingsboekhouding, en is overlijden een gebeurtenis die per inwoner slechts één keer plaatsvindt. Sterftegegevens zijn dus betrouwbaar omdat ze niet gevoelig zijn voor verschillen tussen waarnemers (de onderverdeling van sterfte naar doodsoorzaak is daar wel weer gevoelig voor). Bovendien zijn sterftegegevens volledig, waardoor er geen vertekening kan optreden, zoals met gegevens over ziekte wel het geval kan zijn.

Wanneer men het aantal sterfgevallen dat in een bepaalde populatie heeft plaatsgevonden deelt door de omvang van die populatie in hetzelfde jaar, spreekt men van brutosterftecijfer of, kortweg, sterftecijfer. Het is duidelijk dat een dergelijk sterftecijfer sterk afhankelijk zal zijn van de leeftijdsopbouw van de bevolking. Om de vergelijking van sterftecijfers 'eerlijker' te maken kunnen zij bijvoorbeeld voor iedere leeftijdsgroep afzonderlijk worden vergeleken. Een andere mogelijkheid is om de sterftecijfers te standaardiseren. Daartoe worden ze voor afzonderlijke leeftijdsklassen steeds toegepast op een zogeheten standaardbevolking. Zo ontstaat het sterftecijfer dat zou gelden wanneer de leeftijdsspecifieke sterftekansen uit de onderzochte bevolking zouden gelden in de zogeheten standaardbevolking. Voor het doel van dit hoofdstuk is echter een andere methode veel belangrijker, namelijk het berekenen van de levensverwachting. Deze wordt afgeleid met behulp van een overlevingstafel, een vinding van de zeventiende-eeuwse Nederlander Christiaan Huygens. In de overlevingstafel gaan we uit van een groep van bijvoorbeeld 100.000 pasgeborenen, een zogeheten geboortecohort. Op die geboortecohort worden de leeftijdsspecifieke sterftecijfers van een bepaalde populatie toegepast. Met behulp van deze methode kunnen we de levensverwachting bij de geboorte berekenen, maar ook vanaf andere leeftijden. De overlevingstafel kan ook gemakkelijk grafisch worden weer-

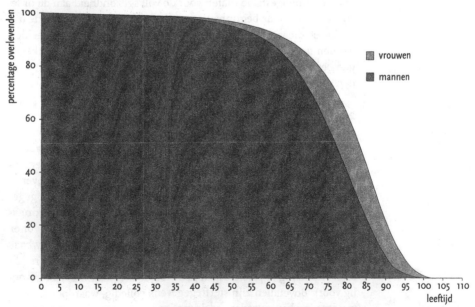

Figuur 2-1   Overlevingscurven voor vrouwen en mannen in Nederland in de periode 1992-1996 De levensverwachting voor mannen bedraagt 74,4 jaar (zwarte oppervlakte), die voor vrouwen 5,8 jaar meer (grijze oppervlakte)[1]

Overleving van Nederlandse mannen, naar periode

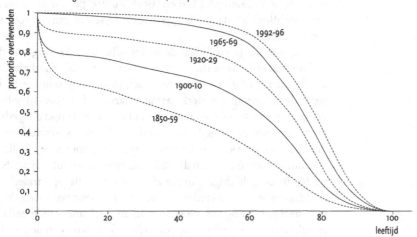

Overleving van Nederlandse vrouwen, naar periode

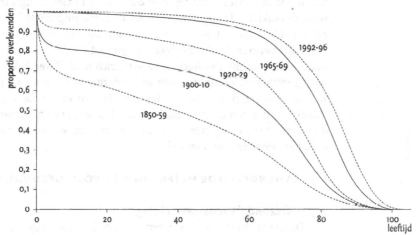

Figuur 2-2a en b Historische ontwikkeling van de sterfte in Nederland: overlevingscurven in de periode 1850-1995
De levensverwachting van mannen steeg tussen 1850 en 1929 van 38 tot 62 jaar en die van vrouwen van 40 tot 63 jaar. Deze snelle stijging is vrij-

wel geheel te danken aan de daling van zuigelingen- en kindersterfte. Na 1930 treedt een langzame verdere stijging op en neemt de levensverwachting van mannen toe tot 74 jaar in 1996, van vrouwen tot 80 jaar.[2]

gegeven (zie figuur 2-1). Deze curve geeft het percentage personen van de geboortecohort aan dat op een bepaalde leeftijd nog in leven is. De oppervlakte onder de curve vertegenwoordigt het aantal jaren dat in totaal door de desbetreffende geboortecohort is geleefd. Deze oppervlakte is dus een directe maat voor de levensverwachting in die geboortecohort. Deze bedraagt, berekend over de periode 1992 t/m

1996, voor mannen 74,4 jaar en voor vrouwen 5,8 jaar meer, in de figuur zichtbaar als de grijze oppervlakte tussen de curven voor mannen en vrouwen.

Figuur 2-2 (a en b) laat de historische ontwikkeling van de levensverwachting voor mannen en vrouwen in Nederland zien. Duidelijk is te zien dat in de periode tussen 1850 en 1929 de sterfte in de eerste levensjaren zeer sterk daalde, waardoor de oppervlakte tussen de opeenvolgende curven relatief groot is. Hieruit blijkt dat gedurende die periode nog steeds veel jaren aan de levensverwachting werden toegevoegd. De levensverwachting van mannen steeg in die periode van 38 naar 62 jaar en die van vrouwen van 40 tot 63 jaar. Nu we echter in de gelukkige situatie zijn dat de sterfte op kinderleeftijd heel laag is, vergt een verdere toename van de levensverwachting een veel sterkere daling van de sterfte. In zo'n situatie zullen zelfs aanzienlijke verbeteringen in de gezondheidstoestand van de bevolking en een sterke daling van het sterftecijfer slechts geringe effecten hebben op de levensverwachting. Ook dat is goed te zien in figuur 2-2, waaruit blijkt dat de oppervlakte onder de overlevingscurve in de periode 1965-1996 niet sterk is toegenomen. Dat betekent echter niet dat in die periode de sterftecijfers niet gedaald zouden zijn. Integendeel, de sterftedaling in Nederland heeft zich na de Tweede Wereldoorlog even snel voortgezet, met uitzondering van een aantal jaren waarin deze gelijk is gebleven ten gevolge van een epidemie van sterfte aan hart- en vaatziekten. Het verschijnsel dat de toename van de levensverwachting steeds langzamer verloopt, wordt wel aangeduid als *compressie van mortaliteit.*

2.3 SAMENGESTELDE MATEN VOOR DE VOLKSGEZONDHEID

2.3.1 Gezonde levensverwachting

De overlevingscurve heeft een veel bredere toepassing dan alleen voor het beschrijven van de sterfte in een populatie. Naast het percentage personen dat op een bepaalde leeftijd nog in leven is, kunnen we bijvoorbeeld ook het percentage personen noteren dat nog geen chronische ziekte heeft, dat nog geen functionele beperkingen heeft, dat nog nooit in het ziekenhuis heeft gelegen, et cetera. Kortom, we kunnen in feite alle indicatoren voor aanwezigheid van ziekte, gezondheidstoestand en functionele beperkingen direct in overlevingstafels omzetten. Figuur 2-3 (a en b, voor respectievelijk mannen en vrouwen) geeft daarvan een voorbeeld. Naast de bekende overlevingscurve voor sterfte is nu ook een curve opgenomen die het percentage overlevenden weergeeft die nog geen langdurige aandoening hebben. De oppervlakte onder die curve geeft dus de levensverwachting zonder langdurige aandoeningen weer. Merk op dat deze samenvattende maat voor de volksgezondheid uitgaat van prevalenties. Het feit dat mensen ziek worden en ook na langere tijd weer kunnen herstellen is uit deze figuur niet af te lezen. Uit figuur 2-3 is wel direct af te lezen dat, hoewel de totale levensverwachting voor mannen en vrouwen in Nederland aanzienlijk uiteenloopt, de levensverwachting zonder langdurige aandoeningen in feite vrijwel gelijk is. In de figuur bedraagt die ongeveer 65 jaar. Dit getal geeft de 'gezonde levensverwachting' weer. Nu zijn lang niet alle langdurige aandoeningen even ernstig. Zo zijn hoge bloeddruk waarvoor iemand geneesmiddelen slikt, of een goed ingestelde suikerziekte voor het dagelijks leven over het algemeen geen erg belemmerende aan-

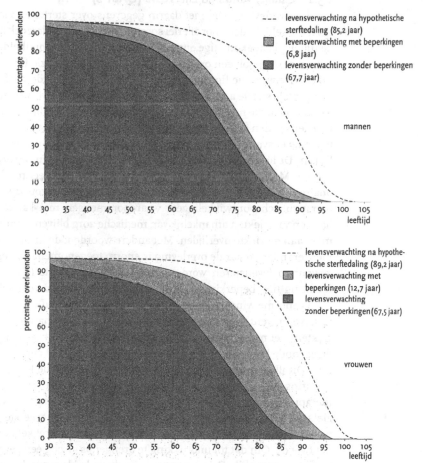

Figuur 2-3a en b   Overlevingscurven met en zonder langdurige beperkingen en theoretische overlevingscurve na volledige uitschakeling van hart- en vaatziekten en kanker als doodsoorzaak in de periode 1992-1996[3]
Voor toelichting zie § 2.3.

doeningen. Wanneer we de 'ongezonde levensverwachting' zouden beperken tot zeer ernstige aandoeningen, waarvoor men bijvoorbeeld aan huis of aan bed is gebonden, dan zou de berekende gezonde levensverwachting aanzienlijk hoger uitvallen. Wanneer we daarentegen ook lichtere aandoeningen bij de berekening van de ongezonde levensverwachting meerekenen, zal de gezonde levensverwachting korter worden. Bij een schatting van de gezonde levensverwachting moet altijd worden aangegeven welke ziekten wel en niet zijn meegerekend. De berekening van de totale levensverwachting is daarentegen niet gevoelig voor dergelijke verschillen.

2.3.2 Quality Adjusted Life Years (QALY's)

De overlevingstafel met daarin gegevens over sterfte en ziekte geeft mogelijkheden voor allerlei soorten theoretisch onderzoek naar de mogelijke toekomstige ontwikkeling van de volksgezondheid. Figuur 2-3 bevat ook een overlevingscurve voor mannen (zie figuur 2-3a) en vrouwen (zie figuur 2-3b) die berekend is door uit de sterftetafel de totale sterfte aan kanker en hart- en vaatziekten te verwijderen. De personen die nu niet meer aan die ziekte sterven, overlijden in die berekening dan aan de 'eerstvolgende' doodsoorzaak. Daardoor is de totale levensverwachting van mannen toegenomen van ruim 74 tot 85 jaar. De levensverwachting van vrouwen is toegenomen van 80 tot 89 jaar. Men zou zich kunnen voorstellen dat deze wel zeer revolutionaire ontwikkeling in de volksgezondheid het gevolg zou zijn van therapeutische ontwikkelingen, waardoor mensen met kanker of hart- en vaatziekten afhankelijk van medische zorg blijven maar niet meer aan de ziekte overlijden. Met andere woorden: de incidentie is niet veranderd maar de overleving is enorm toegenomen. Alle extra gewonnen levensjaren worden dan toegevoegd aan de levensverwachting met beperkingen. Men zou zich ook kunnen voorstellen dat de enorme winst in levensverwachting te danken zou zijn aan effectieve preventieve maatregelen waardoor kanker en hart- en vaatziekten niet meer optreden. Het is duidelijk dat in het tweede geval de gezonde levensverwachting sterk toeneemt en in het eerste geval niet. Dit illustreert meteen de beperking van de gezonde levensverwachting als maat voor de volksgezondheid. Wanneer immers de therapie die nodig is om de patiënten met kanker en hart- en vaatziekten in leven te houden niet erg belastend is, is ook het eerste scenario toch aantrekkelijk, hoewel uiteraard minder aantrekkelijk dan het tweede. Om dat tot uitdrukking te brengen is er nog een verdere verfijning mogelijk. De extra levensjaren die in beide scenario's worden gewonnen, kunnen worden voorzien van een *wegingsfactor*. Daarbij wegen levensjaren die in volledige gezondheid worden doorgebracht in hun geheel mee. Jaren die met ziekte worden doorgebracht krijgen een waarde kleiner dan 1, en wel steeds kleiner naarmate de gezondheidstoestand in dat jaar slechter is. Aldus verkrijgt men zogeheten 'voor kwaliteit van leven gewogen levensjaren' (Quality Adjusted Life Years, QALY's) en een voor 'kwaliteit van leven gewogen levensverwachting' (*Quality Adjusted Life Expectancy*, QALE). Dergelijke wegingsfactoren kunnen worden vastgesteld door de mening van deskundigen, van de algemene populatie, of van patiënten daarover te vragen. Uiteraard houden dergelijke wegingsfactoren altijd iets willekeurigs, maar ze geven toch de mogelijkheid tot een verdere nuancering van de samenvattende beschrijving van de volksgezondheid.

2.4 COMPRESSIE EN EXPANSIE VAN ZIEKTE

Figuur 2-3 vormt tevens een korte samenvatting van de belangwekkende discussie over de toekomst van de volksgezondheid die is begonnen door de Amerikaan Fries. Kernbegrippen daarbij zijn *compressie* en *expansie* van ziekte. Compressie treedt op wanneer de oppervlakte tussen de morbiditeitscurve en de sterftecurve ten opzichte van de totale levensverwachting afneemt, en expansie treedt op wanneer deze oppervlakte juist relatief toeneemt. Fries stelde in 1981 dat de menselijke levensverwachting een limiet heeft van ongeveer 85 jaar en dus al bijna bereikt is. Een toename van de levensverwachting van vrouwen tot 89,2 jaar, die zou optreden wanneer de totale sterfte aan hart- en vaatziekten en kanker zou worden geëlimineerd (zie figuur 2-3b), is volgens Fries onmogelijk.

Er zouden meer mogelijkheden zijn om de morbiditeitscurve nog verder naar rechts te laten verschuiven dan de sterftecurve. Het onvermijdelijke gevolg zou dus compressie van ziekten betekenen. De werkelijkheid is echter een stuk ingewikkelder.

Voor een beter begrip van de dynamiek van de volksgezondheid moet de vraag naar compressie en expansie voor afzonderlijke ziekten worden onderzocht, omdat die zeer uiteenlopende patronen kunnen laten zien. Een algemene tendens is dat de diagnose op een steeds vroeger tijdstip in het ziekteproces zal worden gesteld, waardoor vaak effectievere behandeling mogelijk is en de overleving verbetert. Hieruit volgt dat voor sommige ziekten de incidentie lijkt toe te nemen, hetgeen voor verschillende vormen van kanker is aangetoond. Het duidelijkst is dit te zien bij borstkanker, waarvan de incidentie na de invoering van het bevolkingsonderzoek is toegenomen van 8.000 tot 10.000 gevallen per jaar. Wanneer de overleving dankzij vroegere opsporing en betere therapie ook toeneemt, zal er een expansie van ziekte optreden. Naarmate de therapeutische mogelijkheden beter zijn, zullen de ervaren gevolgen van die ziekte minder ernstig zijn en zullen de ernstige stadia van de ziekte verder worden uitgesteld tot op hogere leeftijd. Dit is te zien als compressie van de ernstige ziektestadia en van de ervaren ziekte. Een dergelijk wenselijk effect wordt echter vaak bereikt dankzij regelmatig gebruik van de gezondheidszorg. Dit is vooral goed te zien bij hart- en vaatziekten, waar door behandeling van hoge bloeddruk en van verhoogd serumcholesterol de levensverwachting effectief verbetert, maar daartegenover staat een continu gebruik van geneesmiddelen. Dit verklaart ook het paradoxale verschijnsel dat een effectieve gezondheidszorg zichzelf over het algemeen duurder maakt. Dat geldt voor de curatieve zorg, voor secundaire preventie (bevolkingsonderzoek), maar vaak zelfs ook voor primaire preventie, zoals in § 2.6 zal blijken.

2.5 EEN ILLUSTRATIE: ISCHEMISCHE HARTZIEKTE

De sterfte aan ischemische hartziekte is in Nederland vanaf de Tweede Wereldoorlog opgelopen tot circa 1970, waarna een voortdurende daling is ingezet. Hoewel de oorzaken van deze daling nog niet geheel zijn opgehelderd, staat wel vast dat gedragsveranderingen en de geneeskunde daarbij een belangrijke rol hebben gespeeld. De bijdrage van de geneeskunde bestaat uit de op grote schaal toegepaste opsporing en behandeling van hoge bloeddruk, uit een aantal geneesmiddelen en uit hartchirurgie. Omdat een deel van de sterftedaling te danken is aan medisch ingrijpen, heeft dit als resultaat dat een aantal hartpatiënten niet of later aan de hartziekte overlijdt en dus langer als hartpatiënt in leven blijft. De meeste van deze patiënten hebben gedurende de 'gewonnen' levensjaren medische zorg nodig, hetgeen soms kan uitmonden in een chirurgische ingreep. Een belangrijk ander effect is dat steeds meer mensen op den duur chronisch hartfalen zullen krijgen. Dit is dus een voorbeeld van *expansie* van ziekte, dankzij medische vooruitgang. Deze expansie treedt vooral in de hoogste leeftijdsgroepen op. Met andere woorden: ischemische hartziekte heeft zich geleidelijk van een acute tot een chronische ziekte ontwikkeld. Een dalend risico van sterfte ten gevolge van hart- en vaatziekten kan dus heel goed samengaan met een stijgende behoefte aan cardiologie en hartchirurgie.

2.6 EEN ILLUSTRATIE: STOPPEN MET ROKEN

Paragraaf 2.5 ging over de effecten van verbeterde medische zorg die in de sterfte- en ziektestatistieken al zijn af te lezen. De illustratie in deze paragraaf gaat over preventie en is bovendien theoretisch van aard.

Roken is een belangrijke risicofactor voor een groot aantal ziekten zoals hartziekten, beroerte, longkanker en CARA. Op verschillende manieren is berekend dat het stoppen met roken door de gehele bevolking zal leiden tot een *compressie* van deze ziekten. Ook staat vast dat rokers op iedere leeftijd meer gebruikmaken van de gezondheidszorg dan niet-rokers. Dit is te zien in figuur 2-4, waarin de voor iedere leeftijdsgroep snel oplopende lijnen de gemiddelde gezondheidszorgkosten per persoon in die leeftijdsgroep weergeven. De doorgetrokken lijn geeft de gemiddelde kosten voor niet-rokers aan, de stippellijn de gemiddelde kosten voor rokers. De bijbehorende bedragen staan op de linker verticale as. Een bevolking waarvan niemand rookt, zal dus minder kosten voor de gezondheidszorg hoeven te maken dan een in alle opzichten vergelijkbare bevolking die zich alleen onderscheidt doordat een gedeelte van de mensen wel rookt. Toch mag daaruit niet worden geconcludeerd dat een effectieve campagne die ertoe leidt dat alle rokende Nederlanders alsnog zouden stoppen met roken en er ook niemand meer zou beginnen, tot een daling van de kosten van de gezondheidszorg zou leiden. De verklaring hiervoor is eenvoudig. Het verschil in levensverwachting tussen rokers en niet-rokers bedraagt ongeveer zes jaar. Wanneer niemand meer zou roken, zou de levensverwachting in Nederland dus beduidend toenemen. Daardoor zouden meer mensen de leeftijd bereiken waarop ze ouderdomsziekten krijgen die op dit moment niet te voorkomen of te bestrijden zijn (ziekten van het bewegingsapparaat, van de zintuigen en dementie), en daarmee zorgafhankelijk worden.

Figuur 2-4 laat ook de verdeling zien van de totale kosten in een rokende en een niet-rokende bevolking. De stippellijn met zwarte blokjes geeft de verdeling van de totale kosten van de gezondheidszorg aan wanneer de hele bevolking zou roken. De bijbehorende bedragen staan op de rechter verticale as. Het aandeel van de hoogste leeftijdsgroepen in de totale kosten is niet zo hoog, omdat er relatief weinig hoogbejaarden zijn. Wanneer zo'n bevolking in haar geheel zou stoppen met roken zou de levensverwachting sterk toenemen, waardoor het aantal ouderen in de niet-rokende bevolking veel hoger zou zijn dan in de wel-rokende bevolking. Dit is te zien in de doorgetrokken lijn met zwarte blokjes die de totale kosten voor de gezondheidszorg voor een niet-rokende bevolking weergeeft. Het aandeel van de hoogbejaarden is nu veel hoger, omdat er in deze bevolking veel meer hoogbejaarden zullen zijn. De oppervlakte onder elk van beide curven geeft de totale kosten voor de rokende respectievelijk de niet-rokende bevolking weer. In de leeftijdsgroep tot ongeveer 70 jaar zijn de kosten van de rokende bevolking hoger, terwijl daarboven de kosten van de niet-rokende bevolking veel hoger zijn. Het verschil tussen deze oppervlakten geeft de meerkosten in de niet-rokende bevolking weer.

Het eerste inzicht is dat het voorkómen en genezen van ziekte nooit als primair doel kan hebben de kosten van de gezondheidszorg

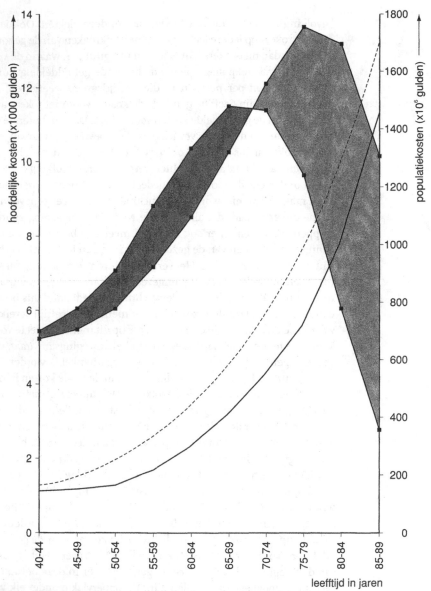

*Figuur 2-4   Geschatte kosten in de gezondheids-
zorg voor rokende en niet-rokende mannen
De figuur laat zowel de geschatte kosten per hoofd
van de bevolking zien, als de totale kosten voor de
gehele leeftijdsgroep. In de figuur is te zien dat rokers in iedere leeftijdsgroep meer kosten veroorza-*
*ken dan niet-rokers. Maar omdat de levensver-
wachting in een niet-rokende bevolking aanzienlijk
hoger zal zijn, zullen de totale kosten voor personen boven de 70 jaar in die bevolking aanzienlijk
hoger zijn.[4]*

te beperken. Roken is op dit moment mogelijk de belangrijkste bron van ziekte, invaliditeit en sterfte in de bevolking en dient dus uit oogpunt van volksgezondheid ook krachtig te worden bestreden.

Het tweede inzicht is dat er een duidelijk onderscheid moet worden gemaakt tussen compressie en expansie van ziekte in een stationaire bevolking enerzijds en de veranderingen in de feitelijke bevolkingsopbouw anderzijds. Het is goed mogelijk dat er voor een bepaalde ziekte compressie optreedt, maar dat er door de toename van het aantal bejaarden in de bevolking toch meer patiënten zijn met de desbetreffende ziekte.

2.7 DEMOGRAFISCHE VERSCHUIVINGEN

2.7.1 Vergrijzing

De ontwikkeling van de omvang en structuur van een bevolking in de loop van de tijd wordt bepaald door drie factoren: geboorte, sterfte en migratie. De wetenschap die zich hiermee bezighoudt heet *demografie*. In § 2.2 zijn sterfte en levensverwachting al besproken. Bij het opstellen van een sterftetafel en het berekenen van de levensverwachting wordt uitgegaan van een geboortecohort met een bepaalde omvang. Wanneer in een bevolking het aantal geboorten en de sterftekansen ieder jaar gelijk zouden zijn en er geen migratie optrad, zou de overlevingscurve tevens de leeftijdsopbouw van die bevolking representeren. De discussie over compressie en expansie van ziekten heeft alleen betrekking op ziekte en sterfte en kan dus het best worden geïllustreerd met behulp van overlevingscurven. Wanneer we echter willen spreken over de te verwachten behoefte aan zorg, moeten we uiteraard wel rekening houden met veranderingen in aantallen geboorten en met migratie. Figuur 2-5 laat de samenstelling van de Nederlandse bevolking naar leeftijd en geslacht zien in 1996. Deze figuur bevat een weergave van de zogenaamde bevolkingspiramide: hierbij wordt op de horizontale as de bevolkingsomvang weergegeven, en op de verticale as de leeftijd of het geboortejaar. Deze bevolkingspiramide weerspiegelt de demografische geschiedenis van Nederland. Zo zijn goed de effecten te zien van veranderingen in het geboortecijfer: de naoorlogse geboortegolf is zichtbaar in een sterke verbreding van de bevolkingspiramide in de leeftijdsklassen beneden de 50 jaar, terwijl ook de daling van de geboortecijfers na circa 1965 goed zichtbaar is. Daarnaast is het effect van de verschillen in sterftecijfers tussen mannen en vrouwen te zien: hoewel het aantal jongetjes bij de geboorte iets groter is dan het aantal meisjes, zijn vrouwen vanaf de middelbare leeftijd duidelijk in de meerderheid. De oorzaak hiervan is dat de sterftecijfers van vrouwen aanzienlijk lager zijn dan die van mannen. De grillige bevolkingsop-

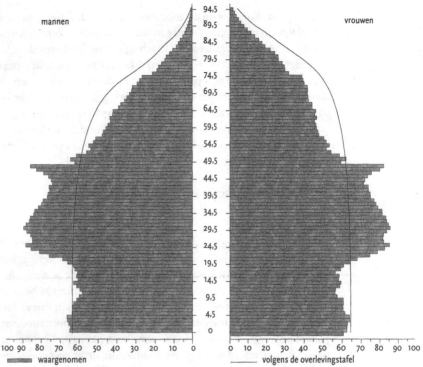

Figuur 2-5 De bevolkingspiramide van Nederland op 1 januari 1996 en de bevolkingspiramide volgens de overlevingstafel van 1991-1995

Deze laatste bevolkingsopbouw zou ontstaan wanneer de geboortecijfers in Nederland constant zouden zijn en er geen migratie zou zijn.[1]

bouw van Nederland komt dus vooral voort uit de sterke veranderingen die in het verleden in de geboortecijfers zijn opgetreden. De sterke vergrijzing die Nederland in de komende decennia zal doormaken is vooral het gevolg van deze fluctuaties in het geboortecijfer en veel minder van de toenemende levensverwachting. De doorgetrokken lijnen in figuur 2-5 zijn dezelfde overlevingscurven als in figuur 2-1, maar dan in een andere richting weergegeven. In het algemeen wordt in landen waar de levensverwachting al hoog is, vergrijzing veel meer bepaald door veranderingen in de vruchtbaarheid dan door sterftedaling. Zo is China, waar de laatste decennia een zeer strakke bevolkingspolitiek wordt gevoerd, een van de snelst vergrijzende landen ter wereld. De enorme toename van het aantal bejaarden in de komende decennia als gevolg van de vergrijzing van de naoorlogse geboortegolf zal tot een sterke toename van de vraag naar zorg leiden, ook wanneer binnen iedere leeftijdsgroep die vraag niet zou veranderen. Wanneer er daarnaast expansie van ziekte en zorgbehoefte optreedt en dus de vraag binnen de leeftijdsgroep ook nog zal toenemen, zal het effect van de demografische vergrijzing op het totaal aantal chronisch zieke personen nog aanzienlijk versterkt worden.

2.7.2 Migratie

Naast sterfte en fertiliteit is migratie de derde determinant van de bevolkingsopbouw. Tussen 1946 en 1960 was Nederland vooral een emigratieland, omdat een groot aantal Nederlanders zijn geluk ging beproeven in andere landen, zoals Canada en Australië. Inmiddels is Nederland de laatste decennia veeleer een immigratieland.

Uit het oogpunt van volksgezondheid en gezondheidszorg is migratie van groot belang. Dit geldt vooral voor groepen met een heel andere culturele achtergrond waarbij over de hele linie meer gezondheidsproblemen optreden en die tevens vaak een andere vorm van ziektegedrag vertonen. Wat migratie op den duur zal betekenen voor de ontwikkeling van het patroon van chronische ziekten en het zorggebruik is op dit moment niet goed te voorspellen en blijft hier dus buiten beschouwing.

2.8 CONCLUSIES

Alvorens over veranderingen in de prevalentie en de aard van chronische ziekten in Nederland te kunnen spreken, moeten we vaststellen welk begrip we hanteren voor de *definitie* van chronische ziekte. We zagen dat bij een ongewijzigde incidentie van een bepaalde ziekte vroegere opsporing en effectievere behandeling kunnen leiden tot een uitstel van de ernstige stadia van de desbetreffende ziekte en een betere overleving. Wanneer we de ziekte definiëren aan de objectiveerbare diagnose betekent dit dat zij een meer chronisch karakter krijgt, maar dan vooral in de lichtere stadia. Wanneer we de ziekte definiëren aan de hand van beperkingen zou de periode met beperkingen ten gevolge van deze ziekte dankzij de effectievere therapie wel eens bekort kunnen worden. Wanneer we de ziekte definiëren aan de hand van afhankelijkheid van geneesmiddelen of andere interventies zal er vaak sprake zijn van een langdurig en dus chronisch zorggebruik. In het dagelijks leven wordt chronische ziekte meestal gedefinieerd aan een zekere afhankelijkheid van medische zorg (*cure* en *care*) en aan beperkingen in het dagelijks functioneren. Deze twee aspecten vallen dus niet samen en kunnen zich zelfs tegengesteld ontwikkelen.

Om zinvolle uitspraken te kunnen doen over de te verwachten verandering in zorgbehoefte voor een bepaalde ziekte is naast een goede demografische toekomstprojectie, inzicht nodig in de te verwachten ontwikkeling op het gebied van primaire en secundaire preventie, levensverlengende maar niet-genezende therapieën en genezende therapieën voor de desbetreffende ziekte. Wel kan in het algemeen worden gesteld dat de vooruitgang in de medische technologie vooral diagnostische mogelijkheden betreft en zogenaamde *half way*-therapieën, dat wil zeggen therapieën die wel levensverlengend, maar niet genezend zijn. Dit zal over het algemeen leiden tot een langduriger beloop van de ziekte en een toename van de vraag naar medische zorg. Het te verwachten toenemend chronisch karakter van veel ziekten zal in combinatie met de vergrijzing van de naoorlogse geboortegolf leiden tot een enorme toename in de vraag naar zorg (*cure* en *care*) als gevolg van chronische ziekte.

Tot slot moet erop worden gewezen dat in dit hoofdstuk allerlei mogelijk andere belangrijke ontwikkelingen buiten beschouwing zijn gebleven. We zijn hier uitgegaan van op dit moment bekende ziekten en risicofactoren, te verwachten ontwikkelingen in de medische technologie en bekende demografische trends. Voorbeelden van belangrijke andere ontwikkelingen die mogelijk grote gevolgen voor de volksgezondheid en de gezondheidszorg zullen hebben zijn: infectieziekten (resistentie, nieuwe ziekten), toxicologische exposities (lage blootstellingen met langetermijneffecten), economische ontwikkeling en schaarste (drinkwater, grondstoffen, voedingsmiddelen), maatschappelijke ontwrichting (geweld, geestelijke volksgezondheid).

Een goed volksgezondheidsbeleid dient dus rekening te houden met een groot aantal zekere en minder zekere ontwikkelingen. Maar één ding staat vast: we zullen moeten anticiperen op een sterk toenemende vraag naar zorg in verband met chronische ziekten.

Een deel van deze tekst is overgenomen uit Maas P.J. van der, Volksgezondheid: begrippen en methoden. In: *Volksgezondheid en Gezondheidszorg*. Maas P.J. van der, Mackenbach J.P. (redactie). Maarssen: Elsevier/Bunge, 1999.

Referenties
1 CBS maandstatistiek bevolking. CBS, Voorburg, 1997 Bewerking: Barendregt JJ.
2 Maas PJ van der, Mackenbach JP, redactie. Volksgezondheid en Gezondheidszorg. Maarssen: Elsevier/Bunge, 1999.
3 Nusselder WJ. Compression or expansion of morbidity? A life-table approach. Proefschrift Erasmus Universiteit Rotterdam, 1998. Bewerking: Barendregt JJ.
4 Barendregt JJM, Bonneux L, Maas PJ van der. De medische kosten van roken. Ned Tijdschr Geneeskd 1998;142:787-93.

3 Gezondheidsuitkomsten

R.J. de Haan

3.1 INLEIDING

> Mevrouw F. is sedert drie jaar bekend met multiple sclerose. Gedurende de eerste jaren van haar ziekte is zij neurologisch stabiel geweest, maar de laatste tien maanden heeft zij snel achter elkaar meerdere exacerbaties gehad met matig ernstige sensibele restverschijnselen. Op dit moment kan zij zich weliswaar zelfstandig verplaatsen in en rondom het huis, maar langere afstanden lopen lukt alleen nog maar met hulpmiddelen. Gezien het ziektebeloop, besluit de behandelend neuroloog om mevrouw F. om de dag te behandelen met acht miljoen internationale eenheden recombinant interferon b ta-1b subcutaan![1]

Hoe moet de neuroloog nu de resultaten van zijn behandeling beoordelen? Met behulp van een neurologische schaal waarmee de afname van de sensibiliteitsstoornissen kan worden vastgelegd? Of is het beter om het komende jaar de frequentie van exacerbaties te tellen? Of is het misschien zinvoller na te gaan of de mobiliteit van mevrouw F. verbetert? En hoe kunnen we dit alles in adequate maten en getallen uitdrukken?

De behoefte aan maat en getal voor het vaststellen van behandelingseffecten doet zich uiteraard niet alleen voor in de dagelijkse patiëntenzorg, maar ook in het klinisch-wetenschappelijk onderzoek. Een complicerende factor bij chronische ziekten is dat de te kiezen gezondheidsmaat veelal gericht dient te zijn op een andere gezondheidsuitkomst dan sterfte of volledige genezing. In de praktijk blijkt dat kwantificeren van uitkomsten zoals lichamelijke belemmeringen of maatschappelijk functioneren lastiger is dan zo op het eerste gezicht lijkt.

Inmiddels zijn, vooral ten behoeve van het patiëntgebonden wetenschappelijk onderzoek, meetinstrumenten ontwikkeld voor het kwantificeren van de verschillende uitkomsten van ziekte. Aanvankelijk hadden dergelijke beoordelingsschalen betrekking op klinische verschijnselen (bijvoorbeeld de ernst van de symptomatologie), later zijn ook instrumenten ontwikkeld voor het meten van complexere begrippen, zoals functionele gezondheid en kwaliteit van leven. In 1987 stelde de Amerikaanse arts-epidemioloog Feinstein voor om aan dit aandachtsgebied de naam *klinimetrie* te verbinden.[2] Klinimetrie kan worden omschreven als een kennisgebied dat zich richt op het ontwikkelen en beoordelen van klinische meetinstrumenten. Daarbij wordt nadrukkelijk opgemerkt dat de klinimetrie zich niet zozeer richt op het meten van het ziekteproces zelf (verstoringen binnen cellen, weefsels of organen), maar op het fysieke en psychosociale functioneren van de patiënt.

Vanuit dit klinimetrisch perspectief zal in het onderhavige hoofdstuk aandacht worden geschonken aan aspecten van (functionele) gezondheidsuitkomsten bij chronisch zieken, namelijk de wijze waarop gezondheidsuitkomsten op geordende wijze kunnen worden beschreven (zie § 3.2), voorbeelden van gezondheidsmaten en de voor- en nadelen van de verschillende gezondheidsuitkomsten bij hun toepassing in het interventieonderzoek (zie § 3.3), en de meettechnische standaarden waaraan gezondheidsmaten dienen te voldoen (zie § 3.4).

3.2 ORDENING VAN GEZONDHEIDSUITKOMSTEN

3.2.1 Stoornissen, beperkingen en handicaps

Het brede scala van problemen waarvoor patiënten met chronische ziekten hulp zoeken, valt ten dele buiten het concept ziekte en kan dan ook niet in een op ziektetoestanden gebaseerd codesysteem als de ICD-10 (International Classification of Diseases) worden ondergebracht. Om de gevolgen van ziekte op geordende wijze te kunnen beschrijven, publiceerde de Wereldgezondheidsorganisatie de *International Classification of Impairments, Disabilities, and Handicaps* (ICIDH).[3] De classificatie maakt een onderscheid tussen stoornis (*impairment*), beperking (*disability*) en handicap.

Stoornissen bevinden zich op orgaanniveau en vormen de directe ziektemanifestaties. Stoornissen zijn derhalve intrinsiek ziektespecifiek. Bij een beroerte kan bijvoorbeeld worden gedacht aan stoornissen in het bewegen, in coördinatie, in gezichtsvermogen en in spraak en taal.

Beperkingen verwijzen naar de gevolgen van een stoornis en bevinden zich op het persoonlijke niveau van de patiënt. Het gaat hierbij vooral om de geobjectiveerde lichamelijke beperkingen, bijvoorbeeld in de persoonlijke verzorging, het voortbewegen en de lichaamsbeheersing.

Handicaps zijn het verst van het ziektebeeld verwijderd, en kunnen opgevat worden als de nadelige positie die een patiënt ondervindt ten gevolge van een stoornis of een beperking, bijvoorbeeld stigmatisering, vereenzaming en het verlies van werk.

De integratie van bovengenoemde begrippen kan als volgt worden weergegeven (zie figuur 3-1).

Figuur 3-1 Integratie van de begrippen ziekte, stoornis, beperking en handicap

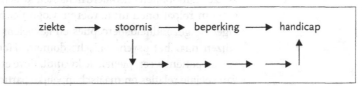

De figuur laat zien dat de relatie tussen stoornis en handicap niet per definitie via aanwezige beperkingen hoeft te verlopen. Dit is bijvoorbeeld het geval bij een astmapatiënt met een geringe afname van zijn longfunctie, die met medicatiegebruik geen beperkingen in zijn dagelijkse activiteiten ervaart, maar uit angst voor een astmatische aanval drukke of rokerige ruimtes vermijdt.

Verder is het belangrijk te benadrukken dat de aanwezigheid van stoornissen niet synoniem is met aanwezige lichamelijke beperkingen. Zo blijken scores op de *Expanded Disability Status Scale*, een meetschaal waarop onder andere piramidale, sensorische en visuele functies worden beoordeeld bij patiënten met multiple sclerose, een geringe voorspellende waarde te hebben wat betreft het dagelijks functioneren.[4] Bij patiënten in de chronische fase van een beroerte blijkt dat neurologische uitval zoals parese, verminderde spiertonus en ataxie slechts 25 tot 45% van de lichamelijke beperkingen kan verklaren.[5]

Een terugkerende kritiek op het ICIDH-model is de onheldere classificatie van het begrip *handicap*, waarbij het onduidelijk is of de nadelige positie als gevolg van een stoornis of beperking een eigenschap is van de patiënt, van zijn sociaal-maatschappelijke leefomgeving, of van een interactie daartussen. Om die reden wordt in de gereviseerde versie van de ICIDH voorgesteld het begrip handicap te vervangen door de positieve term *participatie*, waarbij participatie verwijst naar de wijze waarop en de mate waarin een persoon met gezondheidsproblemen deelneemt aan het maatschappelijk leven.[6]

3.2.2 Kwaliteit van leven

Hoewel de meeste mensen een intuïtief idee zullen hebben over de betekenis van het begrip *kwaliteit van leven* (KvL), wordt dit in zowel de medische als de sociaal-wetenschappelijke literatuur uiteenlopend gedefinieerd. Zo wordt gesproken van behoeftebevrediging, gezondheidsgerelateerde subjectieve ervaringen, of psychosociaal en lichamelijk welzijn. Ondanks deze diversiteit lijkt er wel de consensus te zijn dat KvL op multidimensionale wijze beoordeeld dient te worden. Daarbij dient men zich minstens op een viertal aspecten te richten: het fysieke, het functionele, het psychische en het sociale. De fysieke gezondheidsdimensie verwijst naar symptomen en klachten van ziekte en behandeling. De functionele gezondheid omvat zelfzorg, mobiliteit en andere lichamelijke activiteiten, en het vermogen om rolpatronen uit te voeren. Cognitief functioneren, emoties, algehele gezondheidspercepties en gevoelens van welbevinden verwijzen naar het psychologische domein. Het sociale functioneren van de patiënt weerspiegelt de kwantitatieve en kwalitatieve aspecten van sociale relaties en maatschappelijke participatie.

Inhoudelijk is er een grote overeenkomst tussen het ICIDH- en het KvL-model. Symptomen kunnen worden opgevat als stoornissen. Psychologische aspecten in termen van depressie en angst worden binnen het ICIDH-model eveneens als stoornissen geclassificeerd. De functionele levensdomeinen kunnen op het niveau van de beperkingen worden geplaatst, terwijl de sociale gevolgen van een ziekte vooral uitdrukking geven aan handicaps. Deze overeenkomst tussen kwaliteit van leven en de organische, persoonlijke en maatschappelijke niveaus van de ICIDH is niet verwonderlijk. Beide zijn immers nauw verbonden met de WHO-definitie van gezondheid als een *state of complete physical, mental and social well-being and not merely the absence of disease or infirmity*. Het voornaamste onderscheid is dat het KvL-model aanmerkelijk meer aandacht schenkt aan de door de patiënt ervaren en gepercipieerde gezondheidstoestand.

3.3 VOORBEELDEN EN TOEPASSING VAN GEZONDHEIDSMATEN IN INTERVENTIEONDERZOEK

3.3.1 Stoornissen

In tabel 3-1 worden enkele voorbeelden gegeven van stoornisschalen voor drie chronische neurologische aandoeningen: beroerte, de ziekte van Parkinson en multiple sclerose.

De inhoud van de drie genoemde meetinstrumenten laat zien dat stoornissen de directe pathofysiologische consequenties zijn van de onderliggende aandoening. Adequate beoordeling van deze stoornissen vindt plaats na een medisch lichamelijk onderzoek. Verder valt op dat stoornisschalen niet altijd even helder zijn gedefinieerd. Zo schenken zowel de UPDRS (ADL-functioneren) als de EDSS (lopen) naast stoornissen ook aandacht aan lichamelijke beperkingen. Deze

Tabel 3-1   Voorbeelden van stoornisschalen voor drie chronische neurologische aandoeningen

Aandoening	Meetinstrument	Inhoud	Beoordelaar
beroerte	Orgogozo scale[7]	o.a. pathologische reflexen, facialisparese, krachtsverlies ledematen	neuroloog
ziekte van Parkinson	Unified Parkinson's Disease Rating Scale (UPDRS)[8]	o.a. cognitief functioneren, tremor, bradykinesie, ADL-functioneren	neuroloog
multiple sclerose	Expanded Disability Status Scale (EDSS)[9]	o.a. piramidale, sensorische en visuele stoornissen, lopen	neuroloog

conceptueel verwarrende mix van stoornissen en beperkingen leidt ertoe dat berekende totaalscores op deze schalen niet altijd op klinisch eenduidige wijze kunnen worden geïnterpreteerd.

In het licht van de directe relatie tussen aanwezige pathologie en manifeste stoornissen, is het begrijpelijk dat onderzoekers de effectiviteit van een behandeling graag op stoornisniveau willen aantonen. Zo kan bij een patiënt met astma de effectiviteit van salbutamol worden aangetoond op zijn of haar longfunctie.

Bij chronische ziekten kan men zich echter afvragen of afname van een stoornis wel altijd de juiste parameter is voor het aantonen van een behandelingseffect. Dit laatste kan worden geïllustreerd aan de hand van het eerdere voorbeeld van mevrouw F. (zie §3.1). Daarin besloot de behandelend arts de patiënte te behandelen met interferon beta-1b (IFNB). Ongetwijfeld komt deze overweging voort uit de resultaten van een gepubliceerd onderzoek.[1] Daarin werd het behandelingseffect van IFNB aangetoond op het niveau van het ziekteproces (afname van de hersenlaesies op MRI) en op het niveau van stoornissen (reductie van exacerbatiepatronen). Het onderzoeksaccent op de pathologie en de directe ziektemanifestaties is begrijpelijk. Zolang er geen middelen voorhanden zijn die multiple sclerose (MS) genezen, is het van groot belang om zich bij het vaststellen van de uitkomsten van een nieuwe therapie in eerste instantie te richten op de directe biologische effecten. Feitelijk gaat het dan om de vraag of de behandeling *werkt*. Het is echter ook van belang om na te gaan of de desbetreffende behandeling *helpt* in termen van een reële gezondheidswinst die van waarde is voor de patiënt zelf (bij MS bijvoorbeeld de afname van mobiliteitsbeperkingen of uitstel daarvan). Vooralsnog is er geen aanleiding voor de behandelend arts om bij mevrouw F. te verwachten dat interferon een gunstig effect zal hebben op afname of uitstel van haar mobiliteitsbeperkingen.[10]

3.3.2 Lichamelijke beperkingen

Beperkingen, in het bijzonder de lichamelijke beperkingen (bijvoorbeeld in mobiliteit en zelfzorg) verwijzen naar concrete taken, gedragingen en prestaties van de patiënt. Beperkingen zijn observeerbaar, zijn (niet te) direct gerelateerd aan het onderliggende ziekteproces en zijn gecorreleerd met individuele zorgbehoeften en kosten van zorg. Bovendien is het niveau van de beperkingen uiterst relevant voor het functioneren van de patiënt in het leven van alledag, en vormt de basis voor zijn of haar autonomie en kwaliteit van leven. Dit alles maakt dat deze gezondheidsuitkomst een klinisch relevante indicator is om therapeutische effecten van behandeling en zorg te evalueren en indicaties voor professionele zorg te stellen.

In tegenstelling tot de ziektespecifieke stoornisschalen, zijn de meeste meetinstrumenten die lichamelijke beperkingen vaststellen generiek van aard. Daarbij kan onderscheid worden gemaakt tussen maten die de activiteiten van het dagelijks leven (ADL) meten en instrumenten die zogenaamde instrumentele beperkingen (IADL) vastleggen. ADL-meetinstrumenten richten zich op basale activiteiten zoals uiterlijke verzorging, toiletgebruik, eten, aan- en uitkleden, trappenlopen en douchen. IADL-maten schenken aandacht aan de meer complexe activiteiten, bijvoorbeeld het huishouden doen, grotere afstanden lopen en boodschappen doen.

In tabel 3.2 worden enkele voorbeelden gegeven van generieke beperkingenschalen die zich richten op het ADL- en IADL-functioneren van de patiënt.

De Katz- en de Barthel-index richten zich expliciet op basale dagelijkse activiteiten. In tegenstelling tot de meeste ADL-maten, wordt door de Katz-index geen aandacht geschonken aan de mobiliteit van de patiënt. In het licht van zowel de praktische toepasbaarheid als de uitstekende meettechnische eigenschappen, is eerder voorgesteld om de Barthel-index als standaard ADL-maat te gebruiken in de individuele patiëntenzorg en het klinisch-wetenschappelijk onderzoek.[17]

Opgemerkt dient te worden dat vrijwel alle ADL-schalen, inclusief de Barthel-index, het nadeel hebben van het zogenaamde plafondeffect. Omdat dergelijke instrumenten slechts verwijzen naar eenvoudige activiteiten, wordt de gevoeligheid van de meetinstrumenten begrensd. Patiënten met een geringe, maar wel verschillende mate van beperking kunnen voorbij het uiteinde van de schaal niet worden onderscheiden, en ook een functionele verbetering van de individuele patiënt kan dan niet worden gemeten. Een maximale schaalscore garandeert dus geenszins dat patiënten ook volledig zonder beperkingen zijn bij meer complexe vormen van activiteiten (bijvoorbeeld huishoudelijke activiteiten). Daarom is het afnemen van

Tabel 3.2 Voorbeelden van generieke beperkingenschalen

Generieke beperkingenschaal	Inhoud	Beoordelaar
PULSES profile[11]	ADL, sensorische stoornissen en aspecten van handicap (adaptatie, sociale rollen)	arts, verpleegkundige of paramedicus op basis van observatie of anamnestische informatie
Katz-index[12]	ADL	idem
Barthel-index[13]	ADL	idem
Frenchay Activities Index (FAI)[14]	IADL	arts, verpleegkundige of paramedicus op basis van anamnestische informatie
Physical Self-Maintenance Scale[15]	ADL en IADL	idem
Functional Independence Measure (FIM)[16]	ADL, IADL en stoornissen op het gebied van communicatie en cognitie	arts, verpleegkundige of paramedicus op basis van observatie of anamnestische informatie (training vooraf noodzakelijk)

ADL-schalen alleen zinvol wanneer men bij de persoon een aantasting in ADL verwacht. Is dat niet het geval, dan zal een dergelijke meting weinig informatieve waarde hebben.

In vergelijking met het grote aantal bestaande meetinstrumenten om ADL-beperkingen vast te leggen, zijn er relatief weinig klinimetrisch goed geëvalueerde maten ontwikkeld om het IADL-functioneren van de chronisch zieke patiënt te beoordelen. Het ontwikkelen van goede meetmethoden om instrumentele beperkingen bij chronische aandoeningen vast te stellen is echter voor zowel het klinischwetenschappelijk onderzoek als de directe patiëntenzorg dringend gewenst.

3.3.3 Handicap

Gedurende de afgelopen decennia is er eveneens een gering aantal handicapschalen ontwikkeld. De meetinstrumenten die hier vermeldenswaard zijn, zijn de *Craig Handicap Assessment and Reporting Technique*,[18] de *London Handicap Scale*[19] en de *Impact on Participation and Autonomy Questionnaire*.[20] Vooral het laatste meetinstrument schenkt aandacht aan de mate waarin de patiënt de mogelijkheid ervaart om autonome sociale rollen te vervullen.

Of handicap een bruikbare uitkomst is om de waarde van een medisch-somatische behandeling bij chronische ziekten vast te stellen, kan worden betwijfeld. Bij het meten van handicaps speelt het probleem dat ze beoordeeld dienen te worden in relatie tot de sociaal-maatschappelijke rolverwachtingen van de individuele patiënt. Dit betekent dat er geen absolute norm bestaat waartegen handicaps kunnen worden afgezet. Ook ontstaan veelvuldig handicaps door maatschappelijke reacties op beperkingen. Bij de beoordeling van handicaps zouden dus ook maatschappelijke barrières als stigmatisering, werkgelegenheidsbeleid en zorgtoegankelijkheid in kaart gebracht moeten worden. Vanuit medisch perspectief is er bovendien het bezwaar dat de wijze waarop patiënten sociaal-maatschappelijk functioneren zich veelal buiten het kader van de huidige medische behandelingsmogelijkheden afspeelt.

3.3.4 Kwaliteit van leven

Binnen het KvL-model wordt een onderscheid gemaakt tussen generieke en ziektespecifieke maten. Generieke of algemene meetinstrumenten zijn niet speciaal ontwikkeld voor een bepaalde doelgroep, maar kunnen worden toegepast binnen allerlei patiëntenpopulaties. In tabel 3.3 worden voorbeelden gegeven van drie frequent toegepaste generieke KvL-maten: *Sickness Impact Profile, Nottingham Health Profile* en *SF-36*.

De SIP is een uitgebreid en tijdsintensief meetinstrument. Het bestaat uit 136 items, die zijn verdeeld over 12 subschalen. De gemiddelde afnameduur is minimaal 20 minuten. Een deel van de subschaalscores kan worden geaggregeerd tot een fysieke en psychosociale dimensiescore. Eveneens kan een totaalscore worden berekend. Door de benodigde afnameduur van de SIP is het instrument geen efficiënte uitkomstmaat in een klinische trial. In tegenstelling tot andere KvL-maten beschrijven de items het functioneren van de patiënt niet in subjectieve termen, maar in observationele gedragingen. Dit maakt de SIP aantrekkelijk in KvL-studies waar bij niet-communicatieve patiënten (bijvoorbeeld ernstig zieken, patiënten met cognitieve defecten) gebruik moet worden gemaakt van zogenaamde proxymetingen. In dat geval wordt de vragenlijst ingevuld door de naaste van de patiënt, bijvoorbeeld de partner. De meeteigenschappen van het instrument zijn goed. De SIP is in het Nederlands vertaald en gevalideerd.[21]

Ook de NHP wordt frequent toegepast in patiëntgebonden onderzoek. De schaal bestaat in totaal uit 45 items, de gemiddelde afnameduur bedraagt 10 minuten. Het eerste deel van het instrument schenkt vooral aandacht aan ernstige gezondheidsproblemen. De items van het tweede deel verwijzen naar de concrete effecten van de gezondheidsproblemen op een aantal levensdomeinen. De NHP is een praktisch instrument en redelijk goed geëvalueerd op zijn meet-

Tabel 3.3 Voorbeelden van generieke KvL-instrumenten

Instrument	Inhoud	Beoordeling/afname-duur	Aantal items/referentie-periode
Sickness Impact Profile (SIP)	lopen, mobiliteit, lichaamsverzorging, sociale interactie, emotioneel gedrag, communicatie, cognitieve alertheid, slapen, eten, huishouden, recreatie, werk	patiënt/20-30 minuten	136 items/vandaag
Nottingham Health Profile (NHP)	deel 1: fysiek, emotioneel, sociaal, pijn, energie, slaap;deel 2: impact op 7 levensdomeinen: huis, gezin, sociaal, seksueel, hobby's, vakantie, werk	patiënt/10 minuten	deel 1: 38 items;deel 2: 7 items/referentieperiode niet gedefinieerd
SF-36	fysiek, emotioneel, sociaal, rolbeperkingen (fysiek & emotioneel), vitaliteit, pijn, algehele gezondheidsperceptie, gezondheidsveranderingen	patiënt/15 minuten	36 items/4 weken (standaardversie) of 1 week ('acute' versie)

technische kwaliteiten. Een Nederlandse versie van de NHP is beschikbaar.[22]

De SF-36 is een generieke maat waarvoor een toenemende belangstelling is. Het instrument bestaat uit 36 items, verdeeld over 8 subschalen. Patiënten hebben ongeveer 15 minuten nodig om de lijst in te vullen. Volgens de handleiding dienen de scores op de verschillende subschalen te worden uitgedrukt in een profielscore. Tegenwoordig is echter de tendens zichtbaar om de 8 subschaalscores te aggregeren tot 2 samenvattende maten: een fysieke en een psychosociale score. De meeteigenschappen van het instrument zijn goed. Indien men KvL wil meten met een accent op de subjectieve gezondheid van de chronisch zieke, dan is de SF-36 een goede keuze. Er bestaat een gevalideerde Nederlandse versie van het instrument.[23]

Een voordeel van generieke meetinstrumenten is de mogelijkheid om de ziektelast van patiënten met verschillende ziektebeelden onderling te vergelijken. Een nadeel is dat generieke instrumenten soms onvoldoende rekening houden met bepaalde problemen van een gegeven patiëntenpopulatie. Zo schenkt de SF-36 relatief weinig aandacht aan aanwezige ADL-beperkingen, terwijl de SIP minder geschikt is om de subjectieve gezondheid van de patiënt te beoordelen.

Om die reden zijn er ziektespecifieke KvL-maten ontwikkeld die de mogelijkheid bieden om gezondheidsproblemen te beoordelen die nauw samenhangen met een bepaald ziektebeeld. Er bestaan maten ter beoordeling van de KvL van patiënten met onder andere een beroerte (*stroke-adapted SIP 30-item version*), reumatische aandoeningen (*Arthritis Impact Measurement Scales*), astma/COPD (*Chronic Respiratory Disease Questionnaire*), hartfalen (*Minnesota Living with Heart Failure Questionnaire*), diabetes mellitus (*Diabetes Quality of Life Questionnaire*), vormen van kanker (EORTC *Quality of Life Questionnaire*) en psychiatrische aandoeningen (*Quality of Life Interview*).

Een nadeel van een ziektespecifieke benadering is dat het niet mogelijk is om de scores van verschillende ziektebeelden onderling te vergelijken.

3.4 MEETTECHNISCHE STANDAARDEN

In navolging van de psychometrie wordt in de klinimetrie eveneens het traditionele onderscheid gemaakt tussen betrouwbaarheid (meet ik goed?) en validiteit (meet ik datgene wat ik wil meten?).

Bij betrouwbaarheid zijn de begrippen homogeniteit en stabiliteit van belang. Homogeniteit drukt de statistische coherentie uit van de meetschaal en wordt gewoonlijk berekend met behulp van een Cronbachs alfa-coëfficiënt. Deze drukt de (gewogen) gemiddelde correlatie uit tussen de schaalitems. Indien de meetschaal wordt toegepast ter vergelijking van patiëntengroepen, wordt de homogeniteitsgrens veelal gelegd bij alfa > 0,80. Aangezien de hoogte van de alfa-coëfficiënt mede wordt bepaald door het aantal schaalitems, wordt bij een gering aantal items ook wel een lagere grens gehanteerd (bijvoorbeeld alfa > 0,70). In het licht van de afhankelijkheid van alfa van het aantal in het instrument opgenomen items, is het zinvol om bij een homogeniteitsbeoordeling eveneens item-(rest)totaalcorrelaties te berekenen.

Verder wordt in de klinimetrie onderscheid gemaakt tussen statistische en klinische coherentie. Ook al verwijzen, statistisch gezien, hoge alfa-coëfficiënten naar mogelijke overbodigheid van bepaalde schaalitems, dan wil dat vanuit een klinisch perspectief nog niet zeggen dat dergelijke items gemist kunnen worden. We kunnen bijvoorbeeld psychometrisch beargumenteren in de Barthel-ADL-index geen afzonderlijke vragen op te nemen over darm- en blaasincontinentie.[17] Informatie over beide vormen van incontinentie is echter in vele gevallen wel van klinische betekenis.

De stabiliteit van de schaalscores wordt beoordeeld aan de hand van test-hertest-betrouwbaarheid wanneer de gezondheidsmaat gebaseerd is op zelfrapportage van de patiënten. Indien de gezondheid door middel van observatie wordt beoordeeld, dan kan de scoringsovereenkomst in termen van inter- of intrawaarnemersvariatie worden vastgesteld.

Niet zelden wordt de scoringsstabiliteit op een continue schaal weergegeven door middel van een Pearson's Product Moment Correlatie Coëfficiënt (PMCC). De PMCC is als maat voor lineaire samenhang echter niet in staat systematische scoreverschillen te identificeren. Bij een continue schaal is het berekenen van de Intraclass Correlatie Coëfficiënt dan ook de meest geëigende techniek. Bij nominale of ordinale scoringscategorieën hebben respectievelijk de kappa en de gewogen kappa de voorkeur. Een kappawaarde geeft de voor kans gecorrigeerde scoringsovereenkomst weer.

Ook de gebruikelijke typen validiteit kunnen worden toegepast op gezondheidsmaten: inhouds-, criterium-, begrips- en klinische validiteit.

Bij inhoudsvaliditeit gaat het om een niet-statistische, subjectieve evaluatie van deskundigen. Daarbij wordt nagegaan in hoeverre de gezondheidsmaat de onderwerpen omvat die relevant worden geacht voor het te meten klinische fenomeen.

Voor het vaststellen van criteriumvaliditeit dienen de scores op een gezondheidsmaat te worden vergeleken met die op een ideaal valide meetinstrument. Dit validiteitscriterium is feitelijk niet van toepassing binnen de klinimetrie, aangezien er geen 'gouden standaard' bestaat voor een begrip als beperking of KvL.

De begripsvaliditeit kan worden verdeeld in convergente en divergente validiteit. Convergentie wil zeggen dat de scores op gezondheidsmaten die min of meer hetzelfde gezondheidsaspect meten, ook onderling gecorreleerd zijn. Zo mag een betekenisvolle associatie worden verwacht tussen de Barthel-index en de fysieke dimensie van de SIP. Immers: beide gezondheidsmaten richten zich op lichamelijke beperkingen in het dagelijks functioneren.

In geval van divergentie zijn er lage scorecorrelaties te verwachten tussen instrumenten die zich richten op verschillende gezondheidsfacetten (bijvoorbeeld een stoornisschaal versus een subjectieve KvL-maat). De begripsvaliditeit kan eveneens langs de statistische weg van factoranalyse worden geëvalueerd. Met deze multivariate techniek kan op grond van de lineaire samenhang tussen itemscores worden nagegaan of de items beschreven kunnen worden in een beperkt aantal onderliggende, niet-direct observeerbare, factoren.

Bij de klinische validiteit wordt beoordeeld in hoeverre een gezondheidsmaat in staat is patiënten met verschillende diagnoses te onderscheiden, dan wel een onderscheid te maken tussen patiënten met een verschillende ernst van ziekte of mate van ziektelast.

Een ander aspect van klinische validiteit, de responsiviteit, verdient bijzondere aandacht. De responsiviteit van een meetinstrument verwijst naar de mate van gevoeligheid om in de tijd optredende gezondheidsveranderingen bij patiënten op te sporen. Responsiviteit is vooral van belang in het effectiviteitsonderzoek, en dan in het bijzonder in klinische trials met voor- en nameting. De responsiviteit van een gezondheidsmaat is eveneens van belang bij andere onderzoeksontwerpen waarbij gebruikgemaakt wordt van metingen op verschillende momenten in de tijd. In het algemeen is de beschikbare kennis over de responsiviteit van de huidige gezondheidsmaten schaars, vooral in vergelijking tot de aanwezige kennis over andere meettechnische eigenschappen. Deels kan dit worden verklaard doordat pas laat het inzicht is ontstaan dat het vermogen van een meetinstrument om op één moment interindividuele gezondheidsverschillen waar te nemen, niet identiek is aan het vermogen om intra-individuele gezondheidsverschillen vast te stellen op twee of meer momenten. Daarnaast kan de beperkte informatie over de responsiviteit van gezondheidsmaten worden verklaard door het ontbreken van een eenduidige methodologische en statistische strategie voor het onderzoeken en kwantificeren van de responsiviteit.

3.5 CONCLUSIE

Uit het voorafgaande mag duidelijk geworden zijn dat de gezondheidstoestand van de MS-patiënte uit het voorbeeld in § 3.1, en die van andere chronisch zieke patiënten, op velerlei wijzen beoordeeld kan worden. Welk gezondheidsaspect geaccentueerd dient te worden, hangt af van de specifieke klinische situatie waarin een individuele patiënt zich bevindt, of van de klinisch-wetenschappelijke onderzoeksvraag. Wat betreft het klinisch onderzoek bij chronisch zieken, dient de onderzoeker te beseffen dat stoornissen weliswaar een zeer directe relatie hebben met de onderliggende pathologie, maar dat deze ziektemanifestaties meestal van minder groot belang zijn voor de patiënt zelf. Voor de patiënt is vooral van belang in hoeverre het ziek-zijn hem of haar beperkt in de activiteiten van alledag en de ervaren kwaliteit van leven aantast.

REFERENTIES
1   The IFNB Multiple Sclerosis Study Group. Interferon beta-1b is effective in relapsing-remitting multiple sclerosis. I. Clinical results of a multicenter, randomized, double-blind, placebo-controlled trial. Neurology 1993;43:655-61.
2   Feinstein AR. Clinimetrics. London, England: Yale University Press, 1987.

3 World Health Organization. International Classification of Impairments, Disabilities, and Handicaps. Geneva: World Health Organization, 1980.

4 Cohen RA, Kessler HR, Fischer M. The extended disability status scale (EDSS) as a predictor of impairments of functional activities of daily living in multiple sclerosis. J Neurol Sci 1993;115:132-5.

5 Haan R de, Limburg M. The relationship between impairment and functional health scales in the outcome of stroke. Cerebrovasc Dis 1994;4:19-23.

6 World Health Organization. ICIDH-2. Internationale Classificatie van Stoornissen, Activiteiten en Participatie. Concept Beta-1 voor Field Trials. Geneva: World Health Organization, 1997.

7 Orgogozo JM. Evaluation of treatments in ischaemic-stroke patients. In: Amery WK, redactie. Clinical Trial Methodology in Stroke. London, England: Baillière Tindall, 1989;35-53.

8 Fahn S, Elton RL. Unified Parkinson's disease rating scale. In: Fahn S, Marsden CD, Calne DB, redactie. Recent developments in Parkinson's disease. New Jersey: McMillan Healthcare Information, 1987:452-4.

9 Kurtzke JF. Rating neurological impairment in multiple sclerosis: an expanded disability status scale (EDSS). Neurology 1983;33:1444-52.

10 Haan RJ de, Polman CH. Het behandelingseffect van interferon-beta-1a en -1b bij multipele sclerose klinimetrisch getoetst. Ned Tijdschr Geneeskd 1996;140:2168-71.

11 Granger CV, Albrecht GL, Hamilton BB. Outcome of comprehensive medical rehabilitation: measurement by PULSES profile and the Barthel index. Arch Phys Med Rehab 1979;60:145-54.

12 Katz S, Ford AB, Moskowitz RW, et al. Studies of illness in the aged. The index of ADL: a standardised measure of biological and psychosocial function. JAMA 1963;185:914-9.

13 Collin C, Wade DT, Horne V. The Barthel ADL index: a reliability study. Int Disab Studies 1988;10:61-3.

14 Schuling J, Haan R de, Limburg M, et al. The Frenchay Activities Index: assessment of functional status in stroke patients. Stroke 1993;24:1173-7.

15 Lawton MP, Brody EM. Assessment of older people: self-maintaining and instrumental activities of daily living. Gerontologist 1969;9:179-86.

16 Granger CV, Hamilton BB, Sherwin FS. Guide for the use of the uniform dataset for medical rehabilitation. Uniform Data System for Medical Rehabilitation Project Office, Buffalo General Hospital, New York, USA, 1986.

17 Haan RJ de, Limburg M, Schuling J, et al. De Barthel Index; klinimetrische evaluatie van een beperkingenschaal. Ned Tijdschr Geneeskd 1993;137:917-21.

18 Whiteneck GG, Sharlifu SW, Gerhart KA, et al. Quantifying handicap: a new measure of long-term rehabilitation outcomes. Arch Phys Med Rehab 1992;73:519-26.

19 Harwood RH, Rogers A, Dickinson E, et al. Measuring handicap: the London Handicap Scale, a new outcome measure for chronic disease. Quality in Health Care 1994;3:11-6.

20 Cardol M, Haan RJ de, Bos GAM van den, et al. The development of a handicap assessment questionnaire: the 'Impact on Participation and Autonomy' (IPA). Clin Rehab (ter perse).

21   Luttik A, Jacobs HM, Witte LP de. De Sickness Impact Profile: een meetinstrument waarmee de invloed van ziekte en/of gezondheidsklachten op het dagelijks functioneren kan worden vastgesteld. Nederlandse versie. Utrecht: UH-inform6. Vakgroep Huisartsgeneeskunde, Rijksuniversiteit Utrecht, 1987.

22   Erdman RAM, Passchier J, Kooijman M, et al. The Dutch version of the Nottingham Health Profile: investigation of psychometric aspects. Psychol Reports 1993;72:1027-35.

23   Aaronson NK, Muller M, Cohen PDA, et al. Translation, validation, and norming of the Dutch language version of the SF-36 health survey in community and chronic disease populations. J Clin Epidemiol 1998;51:1055-68.

4 Zorgtrajecten van chronisch zieken

E.H. van de Lisdonk

Mevrouw V., 74 jaar oud, heeft reumatoïde artritis, hypertensie en een lichte vorm van hartfalen. Door reuma van haar handen kan zij moeilijk kleine voorwerpen vastpakken zoals een vork en een mes. Haar man, die enkele weken geleden overleed, hielp haar daar altijd bij. Voor de huisarts was het overlijden van mijnheer V. reden om de hulp van een ergotherapeut te vragen. Deze gaf mevrouw een aantal tips en trainde haar in het gebruik van eenvoudige hulpmiddelen.

De wijkverpleegkundige die mevrouw V. nu wat vaker bezoekt, schrijft haar bevindingen in een schriftje, net als de huisarts en de apotheker die geregeld de medicijnen van mevrouw V. thuis aflevert. De dochter van mevrouw V. die vrijwel elke dag haar moeder bezoekt, kan in hetzelfde schriftje haar vragen stellen en blijft op deze manier gemakkelijk op de hoogte.

De huisarts, die gewend is om nabestaanden twee weken na het overlijden van een dierbare te bezoeken, is bezorgd over de depressieve reactie van mevrouw V. op het overlijden van haar echtgenoot. Zelf kan zij zo weinig, zegt zij, zij vraagt zich af hoe zij nu toch verder moet. In het schriftje leest de huisarts het verzoek om een nieuwe verwijskaart naar de reumatoloog. Mevrouw V. had hierover een opmerking gemaakt tegen de wijkverpleegkundige. De huisarts spreekt een hernieuwd bezoek op korte termijn af. De dochter van mevrouw V. of één van de buurvrouwen die geregeld op bezoek komen, kan in de komende dagen de verwijskaart bij de praktijkassistente afhalen. Beide punten noteert de huisarts in het schriftje, en hij legt dit terug op het vaste plekje op de theetafel.

4.1 INLEIDING

De hier beschreven casus laat een korte periode zien van een lang proces. Een lang proces van ziek-zijn en van hulpverlenen. Bij nadere beschouwing is er sprake van een complexe situatie:

■ Mevrouw V. lijdt aan meer dan één chronische aandoening (er is sprake van comorbiditeit).

■ Er is door het overlijden van de echtgenoot van mevrouw V. een destabilisatie opgetreden: haar zelfredzaamheid schiet nu tekort.

■ Voor de hulpverlening betekent dit een nieuwe fase waarbij een herziening van de hulpbehoefte en van het hulpaanbod past.

Er is een netwerk van professionele hulpverleners, ieder met eigen taken: huisarts, wijkverpleegkundige, ergotherapeut, apotheker en reumatoloog.

■ Mantelzorg en professionele zorg sluiten goed op elkaar aan.

■ De communicatie tussen de betrokkenen bij de hulpverlening verloopt in belangrijke mate via 'het schriftje'.

Situaties zoals beschreven in de casus zijn vaak complex. Er moet met diverse variabelen rekening worden gehouden voordat men een gepast hulpaanbod kan doen. De doelstellingen van dat hulpaanbod zijn te ontlenen aan de volgende vier invalshoeken:

■ *Biomedische invalshoek*

Bijvoorbeeld:

□ verlichten van klachten (symptomatische zorg);

□ bevorderen van functionele mogelijkheden (revaliderende zorg);

□ voorkómen van complicaties (preventieve zorg).

■ *Psychologische invalshoek*

Bijvoorbeeld:

□ bevorderen van adequate cognities (verstandelijke aspecten als kennis, inzicht en oordeel);

□ helpen bij de verwerking van emoties;

□ bevorderen van adequaat gedrag.

■ *Sociale invalshoek*

Bijvoorbeeld:

□ ondersteunen van de autonomie;

□ ondersteunen van een sociaal netwerk;

□ bevorderen van maatschappelijke integratie.

■ *Spirituele invalshoek*

Bijvoorbeeld:

□ helpen bij zingevingsvraagstukken;

□ voorbereiden op overlijden.

Op basis van informatie op bovengenoemde terreinen en na priorite-ring van de doelstellingen voor de te verlenen hulp, wordt een zorg-plan geformuleerd. Een zorgplan geeft aan welke zorg, door wie, wanneer en voor hoe lang wordt verleend. Een zorgplan moet bij de patiënt 'passen', het moet aansluiten op de biografie, de levensge-schiedenis, van de patiënt en voldoende specifiek zijn voor deze persoon in deze situatie. Omdat, zoals ook uit de casus blijkt, de situatie steeds weer verandert, is een zorgplan bovendien geen statisch geheel. Gedurende de zorgverlening moet het zorgplan op grond van nieuwe bevindingen geregeld worden bijgesteld. Zo kunnen er complicaties van de ziekte ontstaan die extra zorg vragen. De patiënt kan een periode met veel tegenslag doormaken. Of het evenwicht kan door gebeurtenissen in de directe omgeving van de patiënt verstoord raken. Chronisch zieken zien zo in de loop van de tijd hun situatie veranderen. Daarmee verschuiven doelstelling, inhoud en uitvoering van de zorg.

Drie te onderscheiden trajecten in de zorg zijn de diagnostiek, de behandeling en begeleiding, en de palliatie. Voor elk van deze trajecten zal worden beschreven wat doel en inhoud zijn, wie daarbij betrokken zijn, hoe de zorgverlening verloopt en wat daarbij bijzondere knelpunten zijn.

4.2 HET DIAGNOSTISCHE ZORGTRAJECT

Op de leeftijd van 44 jaar bezoekt mevrouw V. haar huisarts met pijnklachten in polsen, handen en knieën. Zij vertelt dat ze sinds enkele maanden deze klachten krijgt na de verzorging van de twee paarden die, zoals de dokter wel weet, een belangrijke hobby van haar zijn. Ook haar man en drie kinderen genieten erg van die dieren. De huisarts onderzoekt de relatie tussen de klachten en de belasting die mevrouw V. ondervindt van de verzorging van de paarden, van haar functie als consulente bij een reclamebureau, en van haar huishoudelijke taken. Verder verricht de arts een lichamelijk onderzoek van hand, pols, arm, schouder en nek. De huisarts geeft haar op grond van de bevindingen adviezen voor oefening en belasting, en een pijnstiller.

Mevrouw V., geen frequente doktersbezoekster, komt pas een jaar later terug. De klachten van de polsen zijn, na weinig variatie in ernst, de laatste weken duidelijk erger geworden. De pijnstiller heeft zij niet genomen, ze heeft een hekel aan pillen. Zij heeft nu aan beide handen enkele gezwollen gewrichtjes. Dat alles is niet zo erg, zij kan wel tegen een 'pijntje', maar wel ellendig is dat ze zoveel krachtsverlies in de handen heeft dat ze de paarden niet goed meer kan verzorgen. Haar oudste zoon heeft haar taak op dit punt vrijwel helemaal overgenomen. Bij navraag blijkt bovendien dat mevrouw V. twee maanden geleden een zeer pijnlijke dikke rechterknie had. En nog is dat niet over. De huisarts verricht bloedonderzoek. De bezinking blijkt met 40 mm duidelijk verhoogd, de reumafactor (latex-fixatietest) is negatief.

> Als mevrouw V. terugkomt voor die uitslag, uit zij haar onzekerheid over de vraag of er nu wel of geen 'reuma' in het spel is. De ernst van de klachten, de laboratoriumbevindingen en haar bezorgde vraag doen de huisarts besluiten haar naar een reumatoloog te verwijzen. Deze stelt na onderzoek de diagnose 'seronegatieve reumatoïde artritis'.

4.2.1 Onderzoek

In het diagnostisch zorgtraject is medisch onderzoek meestal de belangrijkste activiteit. Het zoeken van een verklaring voor klachten brengt voor de patiënt en diens naasten enige spanning met zich mee. Soms kan het onderzoek in de praktijk van de huisarts worden afgerond. Dit geldt bijvoorbeeld voor aandoeningen als astma, hypertensie, diabetes mellitus, depressie, hartfalen en eczeem. Soms is hulponderzoek nodig dat op verzoek van de huisarts poliklinisch, bij een diagnostisch centrum of in het ziekenhuis wordt verricht. Dat geldt bijvoorbeeld voor een inspanningscardiogram bij twijfel over de diagnose angina pectoris, gastroscopie bij verdenking op maagcarcinoom en echo-onderzoek bij verdenking op een aneurysma aortae. Soms is er een sequens van onderzoekingen nodig en vereist de interpretatie daarvan bijzondere deskundigheid. In die gevallen wordt verwezen en is een medisch specialist de coördinator van het diagnostisch onderzoek. Indien nodig zal deze de patiënt in het ziekenhuis opnemen. De onderzoekingen die dan worden verricht zijn soms weinig belastend (CT-scan, MRI), soms vooral onaangenaam (bronchoscopie, lumbaalpunctie), soms pijnlijk (sternumpunctie). In een deel van de gevallen leiden deze onderzoeken tot diagnoses met diepgaande invloed op het leven van de patiënt, zoals longkanker, multiple sclerose, hersenbloeding, schizofrenie en colitis ulcerosa.

4.2.2 Diagnose

Mensen reageren heel verschillend op de mededeling dat er een chronische ziekte bij hen is vastgesteld. Na een lange periode van wisselende, niet goed te verklaren klachten, kan een patiënt die de diagnose multiple sclerose te horen krijgt, verzuchten: 'Eindelijk, nu weet ik wat ik heb'. Anderen zijn verbluft: 'Wat, ik zou diabetes hebben, wat vertelt u me nu?' Soms toont de patiënt zich geheel verslagen, gewond: 'Longkanker, zegt u? Hoe kan 't, dat wil ik niet, ik wil niet dood....'

Het is niet voor niets dat in de medische opleiding veel aandacht wordt geschonken aan het 'slechtnieuwsgesprek'.[1] De eerste confrontatie met chronisch ziek-zijn bepaalt mede de mate en het tempo waarin patiënten het moeilijke proces om te leren leven met de chronische aandoening oppakken.[2,3] Net als bij een rouwproces komen emoties los: ongeloof, ontkenning, depressie, woede, angst.[4] Het is een uitdaging en een opgave om patiënten te midden van die emotionele storm op cognitief vlak te helpen. Zij moeten immers weten wat de aandoening is, welke de behandelmogelijkheden zijn, welke leefregels zij in acht moeten nemen, welk nader onderzoek nog moet worden verricht, waarom er medische controles moeten worden afgesproken en wanneer, wat de prognose is, en tal van zaken meer.

Als bijvoorbeeld diabetes mellitus type 1 wordt geconstateerd en er dus insulineafhankelijkheid is, dan is direct behandelen noodzakelijk. De, meestal jonge, patiënt blijft daarvoor enige tijd in het ziekenhuis, hetgeen nog eens bijdraagt tot de emotionele belasting. In korte tijd moet deze patiënt enorm veel incasseren: hij moet leren wat de rol van insuline is bij de bestrijding van de ziekte, hij moet zelf leren het bloedglucosegehalte te meten en adequaat de uitslag te interpreteren, hij moet zelf leren insuline te spuiten, hij krijgt dieetinstructie, hij leert het belang van lichaamsbeweging en niet-roken, hij hoort over het belang van regelmatige controles van onder andere bloeddruk, ogen, nieren en voeten, en hij krijgt informatie over de patiëntenvereniging en andere adressen waar vragen kunnen worden gesteld.

Ook patiënten met een cva, in de war over wat er met hen is gebeurd, vol onbegrip over een arm die of been dat niet functioneert, verward vaak ook omdat ze in een voor hen vreemde ziekenhuisomgeving zijn, moeten in korte tijd veel leren. Vroege revalidatie is van belang, weer leren lopen, training van het gebruik van arm en hand, logopedie vanwege afatische stoornissen en mee moeten beslissen over de cruciale vraag waar de patiënt naartoe kan na een zo kort mogelijke ziekenhuisopname (naar huis, naar een revalidatiecentrum of naar een verpleeghuis).

4.2.3 Knelpunten[5,6]

In het diagnostisch zorgtraject treden talloze kwetsbare momenten aan het licht waar het bieden van een optimale zorg onder druk staat:

■ *Patient delay*: patiënten aarzelen lange tijd om hulp te vragen voor klachten die achteraf geassocieerd blijken met een ernstige ziekte.

■ *Doctor's delay*: dokters aarzelen lang met het in gang zetten van gerichte diagnostiek bij klachten die achteraf geassocieerd blijken met een ernstige ziekte.

■ Patiënten worden onvoldoende voorbereid op en geïnformeerd over noodzakelijk maar vaak vervelend invasief medisch onderzoek.

■ Er is een onvolledige, te trage of soms zelfs in het geheel ontbrekende overdracht van informatie van de thuiszorg naar ziekenhuis-zorg en vice versa (bijvoorbeeld bij verwijzingen of ontslag naar huis).

- Het 'slechtnieuwsgesprek' verloopt niet goed: de arts bezit on-voldoende communicatieve vaardigheden, neemt onvoldoende tijd, past de boodschap niet aan het niveau en tempo van de patiënt aan, gebruikt vakjargon, gaat niet in op de emotionele kanten, geeft zo'n gesprek onvoldoende continuïteit in vervolgcontacten, en vele ande-re grotere en kleinere 'missers' in de communicatie.

- Ontbrekend *disease management*: diagnostiek is vaak een multi-disciplinaire zaak waarbij artsen uit diverse specialismen betrokken zijn; verpleegkundigen, diverse functielaboratoria en paramedici. Wanneer er geen strak protocol van handelen is, geen geoliede sa-menwerking en geen onderlinge afstemming van activiteiten, kan het gebeuren dat er doublures optreden, dat er te veel of te weinig wordt gedaan en dat het onderzoek onnodig veel tijd vraagt.

- De noodzakelijke zorg nadat de diagnose is gesteld, is onvol-doende of niet beschikbaar, bijvoorbeeld omdat er geen plaats is in verpleeghuis, revalidatie-instelling of psychiatrisch centrum, of om-dat er wachtlijsten zijn voor de thuiszorg.

- De drang om ziekenhuisopnamen te bekorten betekent vaak dat, als de diagnostiek eenmaal is afgerond, de patiënt snel wordt ontslagen; indien de patiënt gewoon naar huis komt is men daar soms slecht voorbereid op de nazorg die familie, huisarts, thuiszorg en paramedici (met name de fysiotherapeut) moeten leveren (er is dan sprake van onvoldoende geprotocolleerde transmurale zorg).

4.3 HET BEHANDEL- EN BEGELEIDINGSTRAJECT

Mevrouw V. is 64 jaar oud als zij verdrietig haar huisarts bezoekt. Zij leeft inmiddels 20 jaar met reumatoïde artritis. Haar reumato-loog heeft haar een gewrichtsvervangende operatie van de rechter-knie voorgesteld. Mevrouw V. is medisch ingrijpen eigenlijk beu. Al die jaren slikte zij medicijnen, over lange perioden kreeg zij goudin-jecties, vele malen per jaar bezocht zij de fysiotherapeut en oefende zij in het zwembad van de revalidatie-inrichting, soms moest zij worden opgenomen als de gewrichtsontstekingen onhoudbaar pijn-lijk waren. Mede door gebruik van geneesmiddelen (NSAID's) raakte zij eens ernstig cardiaal gedecompenseerd en moest ook toen wor-den opgenomen. En nu dit.

De huisarts bespreekt haar functionele mogelijkheden nauwkeurig met haar en verbindt daaraan steeds de vraag hoe belangrijk die functies voor haar zijn. Het blijkt dat voor mevrouw V. de handfunc-tie veel belangrijker is dan de beenfunctie. Zij is erg tevreden over

> hoe zij zich met een rolstoel kan redden. Voor vervoer over langere afstanden krijgt zij alle steun van haar vitale man en zeker ook van de kinderen. Als de huisarts dan zegt: 'Maar u mag echt zelf beslissen of u zo'n operatie aan de knie nodig vindt', breekt er door het verdriet een vragende blik. 'Moet het dan niet, zo'n operatie?', vraagt zij. De huisarts legt uit dat er geen medische noodzaak is maar dat de dokter in het ziekenhuis haar dit voorstelt om haar functionele mogelijkheden te verbeteren. En daarover kan zijzelf, in samenspraak met man en kinderen, beslissen. Huisarts en patiënte spreken een overleg af twee weken later.

Het behandeltraject betreft een samenspel van vele zorgvormen: zelfzorg, verpleegkundige zorg (wondverzorging, lichamelijke verzorging), medische behandeling (farmacotherapie, chirurgie, bestraling, preventie van complicaties) en revaliderende zorg (functionele training, training in het gebruik van hulpmiddelen).

Tegelijkertijd loopt het begeleidingstraject. Ten aanzien van de begeleiding zijn de belangrijkste punten: acceptatie van de ziekte en van de consequenties daarvan, aanpassing van het leven op gegeven beperkingen en handicaps, benutting van restvaliditeit en voortdurende aandacht voor de psychosociale consequenties van de chronische ziekte.

In de volgende subparagrafen zal nader worden ingegaan op de diverse vormen van zorg: zelf-, mantel- en professionele zorg.

4.3.1 Zelfzorg

Zelfzorg betreft activiteiten die de patiënt zelf kan ondernemen. Zelfzorg reikt van symptoomverlichting tot het zich verdiepen in spirituele aspecten. Een belangrijk onderdeel van zelfzorg is zelfredzaamheid. Bedoeld worden ADL (algemeen dagelijkse levensverrichtingen) en HDL (huishoudelijke dagelijkse levensverrichtingen). Denk aan: opstaan, zich wassen en aankleden, ontbijt verzorgen, toiletgang, boodschappen doen, koken, eten, afwassen, trappenlopen, naar bed gaan. Zelfbehandeling, in het bijzonder zelfmedicatie, is een ander belangrijk aspect van zelfzorg. Er is weinig zicht op de precieze inhoud en omvang van zelfmedicatie. De omzet van pijnstillers, hoest- en verkoudheidsmiddelen, maag-darmmiddelen, huidmiddelen en kalmeringsmiddelen is evenwel zeer groot (deze wordt geschat op 500 miljoen gulden op jaarbasis).[7] Bij de behandeling van chronisch zieken doen professionals er goed aan de zelfmedicatie na te vragen.

4.3.2 Mantelzorg

Mantelzorg wordt gegeven door mensen die met de chronisch zieke in één huis wonen of de patiënt vaak bezoeken, en die emotionele steun of praktisch-instrumentele steun (hand- en spandiensten) verlenen. In de mantelzorg is de centrale verzorger de belangrijkste persoon. Dit is degene, vaak een partner, zoon of dochter van de chronisch zieke, die meestentijds in de nabijheid van de chronisch zieke is, als eerste reageert op de noden, wensen en verlangens van de chronisch zieke en met andere betrokkenen (familie, buren, vrienden, professionals) overlegt over de inhoud en frequentie van de steun en hulpverlening. Voor professionals is de centrale verzorger niet alleen het aanspreek- en coördinatiepunt, maar ook een persoon die bijzondere attentie en zorg verdient omdat deze vaak weinig aan zijn eigen gezondheid en welzijn toekomt.[8,9]

Tot de georganiseerde mantelzorg zou men lekenorganisaties kunnen rekenen die zich, vaak ten behoeve van een bepaalde wijk, een bepaald dorp of stadsdeel, de zorg voor chronisch zieken aantrekken. Dit is bijvoorbeeld een groep die zieken in het ziekenhuis of verpleeghuis opzoekt, sociale activiteiten organiseert en voor warme maaltijden zorgt ('Tafeltje-dek-je').

Voor veel chronische aandoeningen bestaan patiëntenverenigingen. Deze organisaties stellen zich in het algemeen het volgende ten doel: informatievoorziening, belangenbehartiging en stimulatie van wetenschappelijk onderzoek.

4.3.3 Professionele zorg

Professionele zorg betreft hulpverleners van diverse disciplines die betrokken zijn bij de zorg voor chronisch zieken. Medici (huisarts, verpleeghuisarts, medisch specialist, sociaal geneeskundige), paramedici (fysiotherapeut, logopedist, ergotherapeut, diëtist, podotherapeut, praktijk- en doktersassistent), verpleegkundigen (in de thuis-, ziekenhuis- en verpleeghuiszorg), psychologen (eerstelijns psycholoog, klinisch psycholoog), maatschappelijk werkenden en geestelijk verzorgenden (pastor, pastoraal medewerkers).

Gezien de veelheid van potentieel betrokkenen is duidelijk dat gericht, efficiënt en gecoördineerd gebruik van de hulpmogelijkheden hoge prioriteit dient te hebben. Afstemming en coördinatie van zorg vragen dan ook een grote inspanning van betrokkenen. Informatievoorziening en beleidsafstemming vragen om multidisciplinair overleg en een centraal aanspreekpunt.

In de praktijk blijkt het organiseren van een multidisciplinair overleg echter niet eenvoudig. Een ad-hocoverleg komt vaak moeizaam tot stand. Het kost een initiatiefnemer veel moeite, alleen al om een geschikte tijd en plaats te vinden. Tussen eerste en tweede lijn bestaat er op dit punt geen traditie. Binnen de eerstelijnszorg vindt men her en der *hometeams* die wel een passende structuur bieden voor een dergelijk multidisciplinair overleg. Verpleeghuizen hebben in deze een voorsprong. Het is daar gebruikelijk dat op gezette tijden voor elke opgenomen patiënt het zorgmanagement onder de loep wordt genomen. De toekomst zal leren of transmurale zorgmodellen en protocollen voor *disease management* een oplossing bieden.

Maar vaak kan het ook eenvoudiger, bijvoorbeeld door het gebruik van zorgdossiers. Zorgdossiers zijn patiëntgebonden registers waarin alle beschikbare informatie wordt verzameld, waarin bevindingen en (bijgestelde) doelstellingen worden genoteerd, en waarin betrokken hulpverleners schriftelijk met elkaar communiceren. Veel zorgdossiers helpen de zorg structureren door een ingebouwde kalender waarbij op gezette tijden hernieuwing van informatie, evaluatie en interdisciplinair overleg worden gevraagd. In zijn allereenvoudigste vorm heeft een zorgdossier de vorm van een schrift, zoals in de casus van mevrouw V. is beschreven.

4.3.4 Knelpunten[10-12]

Belangrijke knelpunten in het traject van behandelen en begeleiden zijn:

■ Hulpverleners besteden te weinig tijd aan uitleg en informatie over aard, duur, noodzaak, werking en bijwerkingen van een behandeling.

■ Soms is er sprake van onvoldoende compliantie (volgzaamheid), hetgeen zich kan uiten in onvoldoende terugkom- of therapietrouw. Eigen ideeën en opvattingen van patiënten over nut en noodzaak van controle en behandeling kunnen de compliantie bevorderen, dan wel belemmeren. Door systematische monitoring van (controle- en therapie)afspraken kan de arts de compliantie bevorderen.

■ De medische aandacht gaat wel uit naar de behandeling en het beloop van de ziekte, maar minder naar de functionele, emotionele en sociale gevolgen van de ziekte voor patiënt en naasten.

■ In complexe zorgsituaties waarbij verschillende hulpverleners zijn betrokken wordt van hen voortdurend tijd, aandacht en energie gevraagd voor de ontwikkeling en uitvoering van een gezamenlijk zorgplan, voor de coördinatie van zorg, voor de afstemming van zorgtaken en voor de onderlinge informatie-uitwisseling.

■ Bij gebrek aan tijd, aandacht en energie, schiet de tertiaire preventie er vaak als eerste bij in. Tertiaire preventie betreft het voorkómen van onnodige toename in ernst van de ziekte en van het optreden van complicaties. Tertiaire preventie wordt bevorderd door geregelde en systematische controles en het gebruik van protocollen.

■ Soms doen zich discrepanties voor tussen noodzakelijke en haalbare zorg; soms moet een patiënt in het verpleeghuis worden opgenomen die thuis had kunnen (en willen!) blijven indien er per week meer thuiszorg mogelijk zou zijn.

■ Er is sprake van een zekere discontinuïteit in de bereikbaarheid van diensten en de aanwezigheid van hulpverleners. De meeste organisaties zijn in kantooruren prima bereikbaar maar daarbuiten is het vaak behelpen met antwoordapparaten en vervangende dienstverleners. De eigen (huis)arts, verpleegkundige, maatschappelijk werkende, et cetera, is niet 24 uur per dag, 7 dagen van de week beschikbaar en bereid tot hulpverlenen; continuïteit in persoon is vrijwel verleden tijd. Continuïteit van beleid, uitgevoerd door goed geïnformeerde collega's, is wel haalbaar.

4.4 HET PALLIATIEVE ZORGTRAJECT

De weduwe C. is 84 jaar oud als zij en haar dochter een gesprek hebben met de verpleeghuisarts onder wiens zorg zij 2 jaar geleden kwam. Het gesprek gaat over haar vermoeidheid en kortademigheid. De verpleeghuisarts legt beide vrouwen uit dat mevrouw V.'s zwakke hart daarvan de belangrijkste oorzaak is. Hij legt ook het dilemma uit waarvoor deze conditie een behandelaar stelt. Een betere vulling van het vaatbed geeft minder gevoelens van vermoeidheid, maar door de zwakke pompwerking van het hart gaat er dan vocht in de longen lopen waardoor de kortademigheid snel toeneemt. Anderzijds, door met krachtige medicijnen veel vocht te onttrekken, wordt de patiënte minder kortademig maar ook minder fit. De ware angst zit bij mevrouw V. besloten in haar vraag: 'Maar zal ik dan ooit stikken van benauwdheid?' De arts kan haar op dit punt gelukkig geruststellen. Door vochtuitdrijving, beperking van de vochtinname en gebruik van geneesmiddelen kan zulke ernstige benauwdheid worden voorkomen. 'Beter wat uitgedroogd dan benauwd', legt de arts uit.

Tevreden rijdt de dochter haar moeder in de rolstoel de spreekkamer uit. Over haar gedeformeerde handen, stijve knieën en spierzwakte hebben ze ditmaal niet gesproken. Mevrouw V. heeft allang geaccepteerd dat zij hulp nodig heeft bij aankleden, wassen, eten en toiletgang. Nee, nu is ze duidelijk aan het nadenken over haar sterven. Een dappere, lieve vrouw, denkt de verpleeghuisarts bij zichzelf, ik zal de verpleging vragen het gesprek over haar laatste zorgen voort te zetten op de afdeling.

In het palliatieve zorgtraject verschuift de aandacht gaandeweg van behandelen gericht op beheersing van de ernst en het beloop van de ziekte, naar maatregelen die vooral gericht zijn op het handhaven en bevorderen van de *kwaliteit van leven* van de patiënt. Als er sprake is van metastasering van carcinomen, voortschrijdende dementie, niet te stuiten neurologische stoornissen zoals bij progressieve spierziekten, eindstadia van decompensatio cordis of longemfyseem, dan is de ziekte zelf niet meer toegankelijk voor therapie. Behandelen krijgt dan een ander doel en daarmee een geheel eigen karakter. Het doel is dan actief handelen om de kwaliteit van leven van de patiënt zo optimaal mogelijk te waarborgen en ervoor te zorgen dat deze comfortabel, met goede pijncontrole en getroost deze laatste fase voor het overlijden kan doormaken. Deze palliatieve zorg wordt in de termen van de WHO (World Health Organization) als volgt gedefinieerd:

> *The active total care of patients whose disease is not responsive to curative treatment. Control of pain, of other symptoms, and of psychological, social and spiritual problems, is paramount. The goal of palliative care is achievement of the best quality of life for patients and their relatives.*[13]

4.4.1 Attitude

Palliatieve zorg vereist van medische hulpverleners een andere attitude dan gebruikelijk is in de curatieve zorg. Palliatief handelen kan niet-levensverlengend zijn en dat is ongewoon in de curatieve sector. Daarnaast vormt een klacht- of symptoomanalyse op zich leidraad voor het handelen, en niet de ziekte waartoe deze symptomen of klachten behoren. Dat vraagt om het maken van keuzes. De patiënt en vooral diens naasten vormen onmisbare leden van het team dat besluit. De behandelaars dienen te zorgen voor goede informatie op basis waarvan kan worden beslist.

Van groot belang in de palliatieve fase zijn niet-medische behandelingen. In het concept van *total pain* gaat men uit van biomedische, psychische en sociale componenten van pijn. Pijnbestrijding vraagt dan ook om een geïntegreerde aanpak en is soms meer gebaat bij een goede en gevarieerde zit- en lighouding dan bij het ophogen van het analgeticagebruik. Cognities als 'afgeschreven zijn' en 'alleen nog maar een last voor anderen zijn', kunnen vaak beter bestreden worden door patiënten met respect te benaderen en hun gevoel van eigenwaarde te stimuleren dan door het geven van antidepressiva.

4.4.2 Waardig sterven

De doelstelling in de laatste levensfase is waardig sterven mogelijk maken. Ondraaglijke pijn, ernstige benauwdheid en onrust belemmeren waardig sterven. Palliatieve zorg gericht op beheersing van deze symptomen probeert de ergste nood in deze te lenigen. Soms is daarbij bijzondere expertise vereist, zoals kan worden verkregen door middel van consultatie van een palliatief werkend arts in een hospice, een medisch-oncoloog of een verpleeghuisarts. Het signaleren van bijvoorbeeld psychische onrust, spanning en angst, onbesproken conflicten uit het verleden en uitgebleven verzoening met belangrijke anderen, behoort tot de taak die erop is gericht mensen te helpen waardig te sterven. Daarbij kunnen artsen, verpleegkundigen, psychologen, maatschappelijk en pastoraal werkenden betrokken zijn. Een voorbeeld hiervan is het volgende verhaal van een huisarts. Midden vijftig jaar oud en opleider van een tiental jonge collega's, wilde deze huisarts in de terminale fase van zijn kanker, nog eenmaal al zijn 'opleidelingen' zien. Zijn vrouw arrangeerde een door alle betrokkenen als buitengewoon indrukwekkend beleefde middag van afscheid nemen.

Voor een aantal patiënten spelen in deze laatste fase vragen op levensbeschouwelijk vlak. Wat is de dood eigenlijk, waartoe leidt mijn dood, kan en mag ik tevreden zijn over mijn leven, hoe vereffen ik schuld die ik naar anderen voel? Dergelijke vragen zijn belangrijker dan ooit. Contact hierover met naasten, al dan niet begeleid door een pastoraal werker, kan patiënten rust en berusting geven.

Waardig sterven betekent vooral ook: niet alleen hoeven sterven. Iemand die in de buurt is en die antwoord kan geven, wat te drinken aanreikt, het laken rechttrekt en het hoofdkussen een keer opschudt, is buitengewoon troostrijk. Het is ook troostend voor een partner, geliefden of kinderen om die nabijheid te geven en om te helpen om een of meer facetten van waardig sterven te realiseren. Bovendien kunnen die activiteiten de nabestaanden steunen bij het doormaken van hun rouwproces.

4.4.3 Overlijden en rouwen

Het is vaak moeilijk een schatting te geven van de duur van de laatste levensfase. Dat betekent dat de duur van de belasting van de centrale verzorger en andere directbetrokkenen ook niet is aan te geven. Zeker wanneer de patiënt thuis sterft, zijn daarbij vaak verschillende personen uit de familie- en vriendenkring betrokken. Door hen wordt vaak een aanwezigheidsschema opgesteld. De betrokkenheid van vrijwilligersorganisaties kan daarbij een enorme steun betekenen. Het kan rust brengen als dit laatste zorgtraject gemarkeerd is door tevoren afgesproken en geregelde aanwezigheid van de (huis)arts en hulp van de thuiszorg.

Sterven in de ziekenhuissetting is in zekere zin moeilijker dan thuis sterven. Het is niet de vertrouwde omgeving voor de patiënt. Medische en verpleegkundige zorg zijn weliswaar dichtbij, maar hoeveel tijd hebben deze hulpverleners voor de stervende die zij vaak niet of pas kort kennen? Wat en hoe kunnen partner, familieleden en vrienden, die zich in het ziekenhuis onwennig en weinig op hun gemak voelen, bijdragen tot waardig sterven? Gelukkig ontstaan ook in de ziekenhuissituatie afdelingen waar palliatieve zorg en waardig sterven prioriteit hebben boven de gebruikelijke curatieve aanpak van de zorg.

Familieleden, vrienden, kennissen maar ook allen die intensief bij de zorg waren betrokken, rouwen na het overlijden. In onze cultuur is dat in vergelijking met vele andere culturen weinig zichtbaar. De rouw is voltooid als de realiteit van het verlies wordt aanvaard, de daarmee gepaard gaande pijn is verwerkt, de betrokkene er blijk van geeft te kunnen leven in een omgeving waarvan de overledene geen deel meer uitmaakt, en de betrokkene weer aandacht en energie kan geven aan andere relaties.[14,15] Men kan stellen dat het zorgtraject chronisch zieken pas definitief is afgesloten als de directe naasten hun rouw hebben voltooid.

4.4.4 Knelpunten[16-18]

In het palliatieve zorgtraject kunnen zich diverse knelpunten voordoen:

■ De overgang van het behandeltraject naar het palliatieve traject vormt een kritisch moment waarbij de patiënt niet het gevoel mag krijgen dat 'het met hem of haar gedaan is'. Informatie en uitleg zijn nodig. Helder moet zijn dat palliatieve zorg actieve zorg is.

■ De overgang naar de palliatieve fase brengt nieuwe verliezen van vitaliteit, autonomie en levensperspectief met zich mee. Soms worden patiënten hierbij onvoldoende begeleid en worden zij onvoldoende aangesproken op hun sterke kanten, op wat nog wel gaat.

■ Door het belang van de patiënt onvoldoende centraal te stellen, blijft soms een intercollegiaal consult achterwege terwijl de behandelaar zelf niet goed raad met de situatie weet.

■ Palliatieve zorg impliceert het maken van keuzen. De betrokken zorgverleners kunnen het zorgplan alleen dan goed ten uitvoer brengen als zij de gemaakte keuzen kunnen respecteren en accepteren. Dat geldt ook voor eventuele irrationele overwegingen van de kant van de patiënt.

■ Artsen moeten de moed opbrengen te luisteren naar moeilijke vragen over zingeving, angst voor de dood en de wijze van levensbeëindiging. Het getuigt van een humane instelling om tijd en aandacht vrij te maken voor zulke kwesties.

■ De lichamelijke zorg voor mensen in de palliatieve fase kan bijzonder zwaar zijn. Medebehandelaars schieten tekort als zij geen oog hebben voor de spankracht van de centrale verzorger en zijn of haar directe helpers. Zo dienen artsen oog te hebben voor de belasting van verpleegkundigen en het gesprek hierover te openen.

REFERENTIES
1   Wagener DJTH. Slecht nieuws. Utrecht: Bunge, 1996.
2   Kaplan SH, Greenfield S, Ware JE. Impact of the doctor-patient relationship on the outcome of chronic disease. In: Moira M, Roter D, redactie. Communicating with medical patients. Newbury Park: Sage Publications, 1989.
3   Vachon MLS. The emotional problems of the patient. In: Doyle D, Hanks GWC, MacDonald N, redactie. Oxford textbook of palliative medicine. Oxford: Oxford University Press, 1998:883-907.
4   Kübler-Ross E. On death and dying. London: Tavistock Publications, 1970.
5   Essex B. Doctors, dilemmas, decisions. London: British Medical Journal, 1994.
6   Fraser RC. Clinical method. Oxford: Butterworth-Heinemann Ltd, 1994 (2nd Ed).
7   Gegevens over zelfzorg geneesmiddelen. Utrecht: Nefarma/Neprofarm, 1993-1996.
8   Corbin JM, Strauss A. Unending work and care. Managing chronic illness at home. San Francisco: Jossey-Bass Publishers, 1988.
9   Kuyper MB. Op de achtergrond. Een onderzoek naar de problemen van partners van patiënten met een chronische ziekte. [Dissertatie.] Nijmegen: KUN, 1993.
10   Hasler J, Schofield T. Continuing care. The management of chronic disease. Oxford: Oxford University Press, 1990 (2nd Ed).
11   Stuurgroep Toekomstscenario's gezondheidszorg. Toekomstscenario voor eerstelijnszorg en thuiszorg. Deel 1. Houten: Bohn Stafleu Van Loghum, 1992.
12   Wensing M. Patients evaluate general practice. [Dissertatie.] Nijmegen: KUN, 1997.
13   Cancer pain relief and palliative care. Technical report series 804. Genève: World Health Organization, 1990.
14   Worden JW. Grief counselling and grief therapy. London: Tavistock Publications, 1983.
15   Keirse EAGC. Rouw en rouwverwerking. Ned Tijdschr Geneeskd 1990;134:2375-2378.
16   Karim ABMF, Kuitert HM, Newling DWW, et al (redactie). Death. Medical, spiritual and social care of the dying. Amsterdam: VU University Press, 1998.
17   Hennezel M de. De intieme dood. Levenslessen van stervenden. 4e druk. Haarlem: Becht, 1998.
18   Doyle D. The provision of palliative care. In: Doyle D, Hanks GWC, MacDonald N (redactie). Oxford textbook of palliative medicine. Oxford: Oxford University Press, 1998:41-53.

5 Keuzen, knelpunten en dilemma's in de zorg

C. Spreeuwenberg, I. Eijkelberg

5.1 INLEIDING

Dit hoofdstuk gaat over de keuzen die in de zorgverlening aan chronisch zieken zijn of moeten worden gemaakt, en over de knelpunten en dilemma's die zich momenteel voordoen. Keuzen worden gemaakt op macro-, meso- en microniveau. Nagegaan wordt welke gevolgen deze hebben voor de zorgverlening op de werkvloer.

Binnen het primaire proces, de hulpverlening op *micro*niveau, maken patiënt en zorgverlener keuzen. Deze zijn het resultaat van hun onderhandelingsproces, waarbij keuzen en beleid op meso- en macroniveau op de achtergrond meespelen. De keuzen van de zorgverlener zijn idealiter gebaseerd op de zogeheten professionele standaard en die van de patiënt op zijn normen, waarden en opvattingen.

Zorgverleners in dienst van een instelling kunnen in een min of meer hiërarchische relatie staan tot het *meso*niveau. Echter, meer dan 90% van de huisartsen is vrij ondernemer, waarover geen enkele huisartsenvereniging zeggenschap heeft. De meeste zorginstellingen en alle zorgverzekeraars zijn private ondernemingen, die doorgaans geen winstoogmerk hebben.

Het sturingsmechanisme op *macro*niveau is eveneens gecompliceerd. Zelfs de zeggenschap over een 'volksverzekering' als de Algemene Wet Bijzondere Ziektekosten (AWBZ) ligt niet rechtstreeks bij de rijksoverheid. Binnen de van overheidswege bepaalde randvoorwaarden geven private ondernemingen en personen gestalte aan de gezondheidszorg.

Uitgangspunt in dit hoofdstuk is derhalve dat de zorgverlening nauw verweven is met beleidsbeslissingen die op macro- (overheid en ziektekostenverzekeraars), meso- (zorginstellingen en andere organisatievormen van zorgaanbieders) en microniveau (directe zorgverleners) worden genomen, en dat beleidsbeslissingen van de spelers op deze niveaus elkaar bovendien op ingewikkelde wijze onderling

beïnvloeden. Patiënten(verenigingen) en koepels van patiëntenverenigingen spelen hierbij de minst uitgekristalliseerde rol.

5.2 BELEID EN KEUZEN VAN DE RIJKSOVERHEID

De discussie over keuzen in de zorg verengt zich gemakkelijk tot
de vraag welke zorg al dan niet kan worden gefinancierd uit de onder
publieke regelingen vallende middelen. Toch wordt daardoor gauw
uit het oog verloren dat de daadwerkelijk verleende zorg ook afhangt
van de keuzen die zorgverleners en -verzekeraars binnen het beschikbare financiële kader zelf maken.

Niettemin staat de minister van Volksgezondheid, Welzijn en
Sport (vws) jaarlijks voor de opgave om de uitgaven in het eerste
compartiment – financiering van zorg op grond van de AWBZ – en in
het tweede compartiment van het financieringsstelsel – financiering
van zorg op grond van de Ziekenfondswet en de particuliere ziekte-
kostenverzekeringen – te laten sporen met de taakstelling zoals die is
vastgelegd in het Jaaroverzicht Zorg (JOZ) en het daaruit voortvloei-
ende Budgettair Kader Zorg (BKZ). De minister kampt met het probleem dat de zorg niet wordt gefinancierd uit begrotingsgelden, maar
dat er een wettelijk maximum wordt gesteld aan het bedrag dat jaarlijks aan de zorg mag worden uitgegeven. De inkomsten bestaan uit
zowel publieke als private premies terwijl de uitgaven afhankelijk zijn
van de zorgvraag. Hierdoor moet elk jaar worden afgewacht hoe de
werkelijke uitgaven zich verhouden tot de geplande uitgaven. Tot de
instrumenten die de minister ter beschikking staan behoren wijziging
van het verzekeringspakket en korting van budgetoverschrijdingen.

Omdat het de minister om politieke redenen niet lukt om zelf
keuzen te maken, geeft hij of zij de zorgverzekeraars mede budget-
verantwoordelijkheid. De zorgaanbieders worden geprikkeld tot rati-
onele besluitvorming op basis van resultaten van meta-analyses in
het kader van *evidence based medicine* (EBM) of *medical technology
assessment* (MTA). De minister doet dit omdat van rationalisering een
neerwaarts effect op de kostenontwikkeling wordt verwacht. Desalniettemin heeft rationalisering ook tot doel onderconsumptie en -be-
handeling tegen te gaan, waarvan de politiek zich misschien weer
distantieert bij tegenvallende resultaten.

Voor de positie van chronisch zieken is de wetgeving belangrijk die
tot doel heeft de positie van de patiënt te versterken en de zorgkwali-
teit te verzekeren. Hiertoe is in de jaren negentig een aantal zogeheten patiëntenwetten opgesteld, waaronder de Wet op de Geneeskundige Behandelingsovereenkomst (WGBO), de Wet beroepen in de individuele gezondheidszorg (BIG), en de Kwaliteitswet Zorginstellingen.

Na uitgave van de *Notitie Chronisch Ziekenbeleid*, heeft de overheid een specifiek op de problematiek van chronisch zieken gericht beleid gevoerd.[1] Doelstellingen hiervan zijn:

- zorg die beter aansluit op de behoeften van patiënten ('zorg op maat');
- meer samenhang tussen de zorg van verschillende aanbieders ('protocollering', 'continuïteit van zorg', 'ketenzorg');
- meer aandacht voor de kwaliteit van zorg (inhoud, bejegening, structuur en organisatie);
- meer gebruik van gespecialiseerde verpleegkundigen;
- deskundigheidsbevordering van zorgaanbieders over chronisch(e) ziek(t)en, vooral in de eerste lijn.

Overigens heeft het overheidsbeleid zich niet alleen gericht op het gezondheidszorgsysteem, maar ook op bevordering van de maatschappelijke positie en integratie van chronisch zieken. Ter ondersteuning en realisatie van de doelstellingen is onder meer voor de periode 1991-1999 de Nationale Commissie Chronisch Zieken (NCCZ) ingesteld. Bovendien zijn onderzoek, experimenten en projecten voor chronisch zieken gestimuleerd. Gewenste ontwikkelingen zijn dus wél bevorderd.

De mogelijkheid van de minister van VWS om beleid te voeren rond chronisch zieken wordt eveneens beperkt door prioriteiten en keuzen van de overheid en politiek. Zo vormt een grotere samenhang tussen de financiering van de *cure* en de *care* een noodzakelijke voorwaarde voor verandering in de richting van onderlinge samenhang en substitutie.

5.3 BELEID EN KEUZEN VAN ZORGVERZEKERAARS

Eigen aan de positie van verzekeraars is dat hun beleid gestuurd wordt door premies die ze mogen innen, tarieven die ze moeten betalen, risico's die hun verzekerden lopen en het marktgedrag van hun concurrenten.

Discussie over (volks)verzekeringen overeenkomstig het ziekenfondssysteem, de plicht tot standaardpolissen voor specifieke groepen en de contracteervrijheid hebben ervoor gezorgd dat (pakketten van) traditionele ziekenfondsen steeds meer zijn gaan lijken op (die van) particuliere zorgverzekeraars. Dit geldt vooral nu allerlei fusies zijn gerealiseerd en de ziekenfondsen niet meer regiogebonden zijn. Daarnaast hebben zorgverzekeraars zorgplicht voor hun verzekerden. Door introductie van de budgettering – een maximumbedrag dat zorgverzekeraars per jaar aan zorg mogen uitgeven – zijn zorgverzekeraars gediend met realisatie van doelmatigheid in de zorg en zodoende sturing van zorgprocessen. Bovendien nopen zakelijke belangen hen tot het zorgen voor klantenbinding. Een nieuwe tendens is dat werkgevers gezien worden als klant, vooral door de mogelijkheid collectieve contracten af te sluiten voor de relatief gezonde groep werknemers. Een volgende ontwikkeling kan zijn dat de zorgverzekering verweven wordt met andere op het werk betrekking hebbende situaties en (sociale) verzekeringen, waardoor onnodige wachttijden en -lijsten voor diagnostiek en ingrepen worden vermeden en snelle terugkeer van werknemers in de arbeidssituatie wordt bevorderd.

Hoewel de positie van zorgverzekeraars is versterkt, blijven ze grotendeels afhankelijk van de medewerking van zorgaanbieders. Derhalve ligt het in de rede dat zij kiezen voor strategieën en tactieken die zijn gericht op indirecte beïnvloeding en samenwerking. Nieuwe initiatieven van hen zijn dan ook vrijwel allemaal te typeren als *incentives*.

Activiteiten van zorgverzekeraars op het gebied van de uitvoerende zorg zijn nog vrij beperkt, maar wellicht verandert dit.

Een aantal verzekeraars wil de regierol versterken door zich te positioneren tussen de patiënt of cliënt en de zorgaanbieder, vooral bij *disease management*.[2,3] *Disease management* betreft programma's waarin beoogd wordt het gehele zorgproces van één aandoening of gezondheidsprobleem te sturen door een sterk geprotocolleerde aanpak, centrale aansturing en procesbewaking, uitvoering van de zorg op het laagste niveau waar dit verantwoord kan (substitutie), kwaliteitsbewaking door gebruikmaking van instrumenten voor het geven van feedback en toepassing van geavanceerde informatietechnologie.[4]

Ook in Nederland bestaat de neiging om verzekeraars tegenover aanbieders te positioneren. Maar partijen hebben elkaar nodig. Zorgverzekeraars kunnen een rol spelen bij het op één lijn krijgen van de zorgaanbieders.

Voor chronisch zieken betekent deze ontwikkeling dat zij attent moeten zijn op sluiting van collectieve contracten, koppeling van de ziektekostenverzekering aan overige sociale regelingen voor werknemers, en mogelijke pogingen van zorgverzekeraars om de zorgverlening rechtstreeks te beïnvloeden. Aangezien de consumenten- en patiëntengroepering nog een relatief zwakke partij is zullen chronisch zieken zich, als klanten van de zorg, meer moeten richten op rechtstreekse beïnvloeding van het beleid van zorgverzekeraars.

5.4 BELEID EN KEUZEN VAN ZORGAANBIEDERS OP MESONIVEAU

De afgelopen jaren is door de rijksoverheid bij zorgaanbieders op mesoniveau – de zorginstellingen – de verwachting gewekt van meer marktgerichtheid.[5,6] Dat wil zeggen, meer competitie en concurrentie, zowel tussen instellingen met dezelfde taak als tussen verschillende zorgvormen. Ziekenhuizen en organisaties voor thuiszorg gingen zich afvragen wat hun missie was, waar hun kansen en bedreigingen lagen, hoe hun organisatie kon worden gestroomlijnd en op wie ze zich moesten gaan richten. Hoewel deze verwachting nauwelijks is uitgekomen, heeft het dreigement tot beantwoording hieraan de zorgaanbieders wakker geschud. Zo is de thuiszorg veelal het resultaat geworden van fusie van verpleging (kruisorganisaties) en verzorging (gezinszorgorganisaties). Verdergaande fusies hebben geleid tot grote organisaties die elkaar beconcurreren. De nieuwe organisaties kenmerken zich door schaalvergroting, een uitgebreid takenpakket en uitvoering van zowel generalistische als specialistische functies. Diverse thuiszorgorganisaties hebben strategische samenwerking met bijvoorbeeld ziekenhuizen geïnitieerd. De voorheen bestaande samenwerking tussen huisartsen en wijkverpleegkundigen is overigens niet versoepeld. Huisartsen vreesden dat grote thuiszorgorganisaties de aansturing van de totale extramurale gezondheidszorg zouden claimen.

Inhoudelijk gezien is bij thuiszorgorganisaties naast generalistische functies op het gebied van verzorging, meer specialisatie ontstaan op het terrein van verpleging. Hierdoor is de functie van generalistisch werkende wijkverpleegkundigen onder druk gezet. Echter, bij herhaling blijkt de zogeheten specialisatie eerder differentiatie (behoud van de generalistische functie plus enige specialisatie) in te houden dan verwerving van gedegen kennis en vaardigheid op één gebied. Weinig thuiszorgorganisaties hebben gekozen voor echte specialisatie op het gebied van een chronische ziekte in samenwerking met het regionale ziekenhuis. Enkele thuiszorgorganisaties nemen deel aan experimenten waarbij gespecialiseerde verpleegkundigen ook medische taken van artsen overnemen. Deze organisaties stuiten echter op het probleem dat de verpleegkundigen taken uitvoeren die feitelijk niet tot het verzekeringspakket van de *care*, maar tot dat van de *cure* behoren.

Van 1960 tot 1980 vormde samenwerking een belangrijk item in de eerste lijn. Inmiddels is deze situatie minder gunstig. De werkgebieden van huisartsen, verpleegkundigen en verzorgenden in de thuiszorg vallen nog steeds niet samen. Veel samenwerkingsverbanden functioneren slecht, onder meer door de reeds gesignaleerde veranderingen in de thuiszorgorganisatie. Hieronder lijdt de geïntegreerde zorg aan chronisch zieken.

Het beleid van verschillende thuiszorgorganisaties loopt overigens nogal uiteen. Sommige richten zich op voorlichting aan en begeleiding van mensen met chronische aandoeningen, andere niet. Hetzelfde geldt voor transmurale samenwerking met ziekenhuizen.

Ook ziekenhuizen zijn zich anders gaan gedragen. Hun opstelling is onder meer veranderd vanwege de noodzaak het aantal opnamen te reduceren en zich te concentreren op effectieve en doelmatige toepassing van hoogwaardige technologie. Lag het accent eerder op de verpleegafdeling, thans ligt dit op de polikliniek en ondersteunende diensten. Strategisch gezien moeten ziekenhuizen zich bezinnen op hun kernfunctie en op bedrijfsprocessen. Enerzijds wordt verwacht dat zij bij de onder behandeling zijnde patiënten niet alleen letten op technische aspecten maar ook op zorg en begeleiding. Anderzijds dienen zij ervoor te zorgen dat ze niet worden bevolkt door mensen die voornamelijk zorg en begeleiding nodig hebben. Mede gezien het financieringssysteem heeft het ziekenhuis belang bij scherpe selectie aan de poort en goede aansluiting op de zorgverlening na opname, zodat mensen die niet meer op het ziekenhuis zijn aangewezen thuis, in een verpleeg- of verzorgingshuis of revalidatie-instelling verder kunnen worden geholpen.

De rationalisering van bedrijfsprocessen en druk tot doelmatigheid brengen ook met zich mee dat ziekenhuizen prioriteiten dienen te bepalen en afspraken moeten maken met eventuele andere ziekenhuizen in de regio. Belangrijk is dat daarbij rekening wordt gehouden met de emotionele waarde die zij hebben voor de bevolking uit hun adherentiegebied.

Ziekenhuizen die hun eigen bedrijfsprocessen willen rationaliseren moeten veel aandacht besteden aan hun omgeving. Thans gaat rationalisering van de eigen organisatie nogal eens gepaard met weerstanden bij de thuiszorg en huisartsen. Deze worden, herhaaldelijk zonder overleg, met de gevolgen van strategische keuzen van het ziekenhuis opgescheept. Meestal is dit een confrontatie met taakverzwaring, zonder uitbreiding van menskracht en financiële middelen.

Een ziekenhuis dat de eigen organisatie wil rationaliseren, dient daarom veel energie te besteden aan ketenzorg, het er voor zorg dragen dat de verschillende onderdelen van het zorgproces op elkaar aansluiten en transmurale samenwerking, en daarin te investeren met menskracht, financiële middelen of andere faciliteiten. Door toename van de afhankelijkheid van andere zorgaanbieders proberen ziekenhuizen hierop greep te krijgen, bijvoorbeeld door daarmee te fuseren, zoals recentelijk is gebeurd in Gorinchem, of door buiten het ziekenhuis werkzame zorgverleners, zoals huisartsen, in dienst te nemen.7

Ook chronisch zieken hebben baat bij naadloze aansluiting van het voor- en natraject op ziekenhuisopname, betere organisatie van spreekuren, samenwerking en expliciete toewijzing van taken aan zorgverleners. Ziekenhuizen kunnen door hun kennis, financiën, regionale positie, macht en gezag een uitermate grote rol spelen bij realisatie van vernieuwingen in de zorg aan chronisch zieken. Noodzakelijke voorwaarde voor het welslagen hiervan is dat deze vernieuwingen door de top van het management worden gedragen en in daadwerkelijk beleid worden vertaald.

Actueel is de vraag in hoeverre kan worden gestimuleerd tot het ontstaan van de situatie dat veranderingsprocessen in de transmurale zorg aan chronisch zieken zodanig worden uitgevoerd dat zij passen bij de kenmerken van een lerende organisatie.8

Een lerende organisatie kenmerkt zich door een expliciete structuur om zich voortdurend aan te passen op grond van ervaringen en opinies van zowel cliënten als medewerkers. Het huidige functioneren van ziekenhuizen heeft echter ook een schaduwzijde, vooral doordat de aandacht voor de persoon van de patiënt, voor de eigen voorkeur en voor de 'menselijke maat', gemakkelijk gaat lijden onder de opkomende rationalisatieprocessen. Hoeveel keuzevrijheid laat het ziekenhuismanagement bijvoorbeeld aan zorgverleners en patiënten? De indruk bestaat wel eens dat het management prioriteit geeft aan het voortbestaan en aan de toekomstige positie van de eigen organisatie, zonder zich voldoende af te vragen met welke organisatie de patiënten in het adherentiegebied het beste zijn gediend. Hier wreekt zich dat de inrichting van de Nederlandse gezondheidszorg voornamelijk uitgaat van zelfregulering en dat er weinig mechanismen zijn om bij leemtes te corrigeren. Eveneens wordt gesignaleerd dat het management (te) veel zaken wil protocolleren of opleggen. Bij duidelijke doelmatigheidswinst is het niet gemakkelijk hiertegen bezwaar te maken, maar als deze winst bescheiden is of als eigen strategische keuzen de zorginhoud domineren, kunnen conflicten ontstaan met de keuzevrijheid van patiënt en/of zorgverlener.

Gezien de sociale functie van zorginstellingen is het geboden dat het ziekenhuismanagement over zijn beleidsvorming en keuzen op behoorlijke wijze overlegt met de patiënt(enorganisaties), de in en buiten de instelling werkzame zorgverleners en de zorgverzekeraars in kwestie. Ook dient het management de keuzen uit te leggen en patiënten, alleen al op grond van de WGBO, te blijven wijzen op alternatieven.

5.5 BELEID EN KEUZEN VAN ZORGVERLENERS OP MICRONIVEAU

De vrijheid van artsen en gedeeltelijk ook van verpleegkundigen is aanzienlijk afgenomen. Zij moeten veel meer rekening houden met anderen. De suggestie dat er vroeger onbelemmerde vrijheid was, is echter onjuist. De behandelmogelijkheden waren toen beperkt. Lang niet iedereen had de financiële middelen voor de gewenste zorg en ook toen stelden beroepsorganisaties of instellingsbesturen de middelen en financiën niet onbegrensd beschikbaar, integendeel. Mensen die terugverlangen naar de vrijheid van weleer willen eigenlijk terug naar de situatie van de jaren zestig toen de budgetten snel toenamen, er nieuwe kennis en mogelijkheden ontstonden en het medisch handelen nauwelijks werd gelimiteerd. De arts hoefde met weinig externe partijen rekening te houden, zelfs niet met de patiënt.

De toename van inmenging van derden in het feitelijk handelen in de spreekkamer of ziekenzaal heeft alles te maken met het in het publieke domein treden van de gezondheidszorg – via de ziekenfondswet en de AWBZ – en de relatieve toename van de uitgaven voor gezondheidszorg. De heersende medische ethiek was onvoldoende richtinggevend en moest ondersteund, dan wel vervangen, worden door andere sturingsmechanismen voor het verrichten van handelingen. Te denken valt aan leerboeken, standaarden, richtlijnen, *audits*, interne toetsing en andere opkomende kwaliteitssystemen. Externe bemoeienis bestond van 1970 tot 1985 vooral uit weinig succesvolle pogingen tot kostenbeheersing door beperking van de verstrekkingen, van 1985 tot 1990 uit de veel succesrijkere budgettering, en in de jaren negentig uit regelgeving over patiëntenrechten en kwaliteit evenals toenemende discussie met zorgverzekeraars vanwege hun veranderende rol. Daarnaast heeft de overheid gebruikgemaakt van gerichte stimulering, zoals de steun aan huisartsen bij vormgeving van hun kwaliteitsbeleid, aanstelling van praktijkverpleegkundigen en de *carrot and stick* ('straffen en belonen')-methode. Bij medisch specialisten speelt bovendien mee dat zij op grond van de adviezen van de commissie Modernisering Curatieve Zorg hun vrij autonome positie in de ziekenhuizen verliezen en hun plaats binnen het geïntegreerde medisch-specialistisch ziekenhuisbedrijf moeten bevechten.[9]

Eén constatering uit de *Notitie Chronisch Ziekenbeleid*[1] is, dat huisartsen en wijkverpleegkundigen nogal eens onvoldoende kennis van chronische ziekten hebben. Afgezien van de vraag of deze constatering juist is, hebben huisartsen recentelijk via het standaardenbeleid veel ondernomen om de benodigde kennis te verwerven en hanteren.

Voor het bereiken van de in de notitie genoemde doelstellingen, is medewerking van zorgverleners op microniveau onontbeerlijk. Zij moeten uiteindelijk zorg dragen voor betere inhoudelijke deskundigheid, een geïntegreerde aanpak en een op de chronisch zieke aangepaste organisatie en bejegening die optimaal aansluiten bij individuele noden.

Kan de individuele zorgverlener echter wel zorg dragen voor de benodigde 'kanteling' van de zorg waardoor het aanbod wordt afgestemd op de behoeften en wensen van de patiënt? Daarvoor zijn veranderingen nodig die door partijen op meso- en microniveau gedragen en gefaciliteerd moeten worden.

5.6 KNELPUNTEN EN DILEMMA'S

De zorg aan chronisch zieken legt een aantal knelpunten en dilemma's aan de dag. Deze zijn gedeeltelijk gerelateerd aan keuzen die op macro-, meso- en microniveau worden gemaakt en de onderlinge samenhang daarin. In de volgende subparagrafen worden deze – allerminst volledig – onderscheiden en toegelicht.

5.6.1 Maatpak of confectiepak

De overheid heeft in de jaren negentig op uiteenlopende wijze uitdrukking gegeven aan de wens het perspectief van de patiënt centraal te stellen. Deze wens is vertaald in leuzen als 'zorg op maat' en 'kanteling van zorg'.

De aandacht voor het patiëntenperspectief is volkomen terecht. Het is niet zinvol zorg te verlenen zonder daarin de patiënt zelf te betrekken en zijn eigen keuzen te laten bepalen. De koepels van patiëntenverenigingen, zoals het Werkverband Organisaties Chronisch Zieken (WOCZ) en de Nederlandse Patiënten/Consumenten Federatie (NP/CF) timmeren voortdurend aan de weg om actieve participatie van patiënten als klanten in de zorgverlening te bewerkstelligen. Deze organisaties geven steeds blijk van verantwoord gedrag, ze streven niet naar 'meer' maar naar 'beter'.

Naast deze ontwikkeling beoogt de overheid ook verbetering van zorg door ontwikkeling van *evidence based* richtlijnen, standaarden en protocollen. Hoewel niet alle beslissingen van zorgaanbieders gebaseerd kunnen zijn op inzichten in *best practice*, staat het buiten kijf dat het handelen van aanbieders door hantering van deze richtlijnen kan worden verbeterd en gerationaliseerd. Deze rationalisatie betreft niet alleen het inhoudelijk handelen maar ook zorgtoewijzing, bijvoorbeeld aan een medisch specialist, huisarts of verpleegkundige, evenals de organisatie van zorg.

Hoe verhouden deze vormen van rationalisering zich nu tot 'zorg op maat'? Lessen uit het bedrijfsleven leren dat een klantgerichte aanpak en efficiënte bedrijfsvoering niet altijd tegenstrijdig hoeven te zijn. Maar er zijn situaties waarin de zorg duidelijk duurder is als de voorkeur van de patiënt wordt gevolgd, en waarin daardoor spanning ontstaat tussen stroomlijning van het zorgproces en 'zorg op maat'.

Voorkomen moet worden dat de patiënt automatisch zorg krijgt toegewezen en geen eigen inbreng meer heeft. Anderzijds gaat het om algemeen gefinancierde middelen en is het noodzakelijk dat hiermee 'zuinig en zinnig' wordt omgegaan.

Desalniettemin zijn er situaties waarin de patiënt geen 'maatpak' maar een 'confectiepak' kan worden aangeboden of waarin de patiënt die zorg 'op maat' wenst, de extra kosten daarvan uit eigen middelen zal moeten opbrengen. Dit laat onverlet dat ook dan de kwaliteit van de zorg aan de maat moet voldoen en dat zorg dus nooit onpersoonlijk, ongeïnteresseerd of zonder kennis van zaken gegeven mag worden.

5.6.2 Veelvoorkomende versus weinig voorkomende aandoeningen

Programma's ter verbetering van medisch-inhoudelijke zorg gaan vaak over frequent voorkomende chronische ziekten, wat betekent dat mensen met zeldzamere chronische ziekten gemakkelijk in het nadeel verkeren. De belangstelling voor veelvoorkomende chronische aandoeningen ligt voor de hand: de winst die wordt geboekt heeft een relatief grote uitstraling, zowel vanwege kwaliteitswinst als kostenbeheersing van de zorg. Ook voor de farmaceutische industrie is concentratie daarop het meest profijtelijk. In het onderwijs, de nascholing en de onderzoeks- en ontwikkelingsactiviteiten gaat veel aandacht uit naar vroegtijdige detectie, behandeling en organisatie van zorg rondom aandoeningen als hypertensie, hart- en vaatziekten, kanker, diabetes mellitus, astma, COPD, depressie en angststoornissen.

Vanuit de populatie gezien is het doelmatig om veel aandacht aan veelvoorkomende chronische ziekten te besteden, omdat daarvan meer mensen kunnen profiteren. Bezien vanuit degenen die een minder frequent voorkomende aandoening hebben, is deze gang van zaken echter onbevredigend. Het is maar de vraag in hoeverre de aandacht voor vaak voorkomende aandoeningen past bij de gelijke behandeling die mensen in nagenoeg gelijke omstandigheden behoren te krijgen. Waarom wordt de indruk gewekt dat mensen met een weinig voorkomende aandoening er minder recht op hebben dat de aard van hun ziekte vroeg wordt ontdekt of dat ze adequaat worden behandeld? Waar er voor grote groepen al snel extern – vanuit de farmaceutische industrie of de fondsen van collectebussen – middelen zijn om de zorg (in)direct te verbeteren, kan ook geredeneerd worden dat het de taak van overheid en zorgaanbieders is om ervoor te zorgen dat er tevens voldoende aandacht wordt besteed aan minder frequent voorkomende aandoeningen.

5.6.3 Coördinatie of regie van zorg

Hoewel er op het gebied van transmurale samenwerking wel wat is gewonnen, in de zin van multi- en soms interdisciplinaire afstemming van zorg, kampt Nederland met het probleem dat de zorg gefragmenteerd is en dat niemand kan worden aangesproken op de totale zorgverlening of -coördinatie. Weliswaar zijn er partijen die de regie claimen, bijvoorbeeld huisartsen of zorgverzekeraars, maar niemand verkeert nog in de positie of heeft de macht om als enige te beslissen wat er bijvoorbeeld in het ziekenhuis gebeurt. De poortwachtersfunctie van de huisarts houdt op als de patiënt de poort van het ziekenhuis is gepasseerd. Huisartsen zijn dermate belast dat het voor hen fysiek onmogelijk is de zorg werkelijk te coördineren. In Groot-Brittannië is geprobeerd huisartsen grotere invloed op het hele zorgproces te geven door hen het budget voor de intramurale zorg toe te wijzen, de zogeheten *fundholding*. De huisartsen daar klagen echter over oneigenlijke taken die op deze wijze op hun schouders worden gelegd.

De zorgaanbieders in ons land staan huiverig ten opzichte van overdracht van bevoegdheden aan de zorgverzekeraar. Bovendien staan lang niet alle zorgverzekeraars te trappelen om deze rol op zich te nemen. Transmurale samenwerking is afhankelijk van de goede wil van partijen en kan niet worden afgedwongen. Daarmee is ketenzorg kwetsbaar.

Een oplossing voor de zorg aan chronisch zieken kan zijn om als zorgaanbieders af te spreken dat voor iedere patiënt afzonderlijk de verantwoordelijkheid voor het *case management* expliciet aan een huisarts, medisch specialist of gespecialiseerde verpleegkundige wordt toegewezen. Zo'n toewijzing dient plaats te vinden in overleg met de patiënt in kwestie en afgestemd te zijn op de zwaarte van het probleem en de 'zorgroute' die de patiënt volgt. De verantwoordelijkheid is dan duidelijk gemarkeerd. Deze oplossing laat ruimte voor de diversiteit van aandoeningen en opvattingen bij zorgvragers en -aanbieders.

5.6.4 Cure versus care

Er bestaat toenemende druk om ziekenhuizen in te richten als instellingen voor acute hulpverlening. Algauw wordt acute hulpverlening gelijkgesteld met *cure* en chronische zorgverlening met *care*. Natuurlijk zijn er accentverschillen, maar chronische ziekten onderscheiden zich juist op het punt van acute episodes. Multiple sclerose kenmerkt zich door *Schubs*, episodes die beginnen met acute verergering en een langzame terugval tot onder het niveau van vóór de episode. Astma kenmerkt zich bijna per definitie door periodes van acute benauwdheid, terwijl diabetes mellitus vaak een stabiel of geleidelijk verergerend beloop kent.

Het is daarom onmiskenbaar dat de ziekenhuizen een taak hebben bij de zorg aan ernstig chronisch zieken. Juist voor deze groep is het belangrijk dat de specifiek medisch-inhoudelijke zorgverlening wordt gekoppeld aan zorgverlening die zich richt op het chronische karakter van de aandoening, waarin aandacht wordt besteed aan gezinsaspecten, werk, het omgaan met de ziekte en interpretatie van signalen. Nu ziekenhuizen keuzen moeten maken bestaat het gevaar dat deze laatste aspecten te weinig aandacht zullen krijgen. Omgekeerd laat de ontwikkeling van gespecialiseerde verpleegkundigen zien dat disciplines waarvan de kernfunctie traditioneel uit *care* bestaat, zeer goed in staat zijn curatieve taken uit te voeren.

Cure en *care* kunnen worden gezien als twee brandpunten van een ellips. Zoals in een ellips elk punt in relatie staat tot beide brandpunten, geldt dat ook voor de behoeften van chronisch zieken. Deze hebben zowel op *cure* als op *care* betrekking en kunstmatige scheiding hiervan spoort niet met hun problematiek.

5.6.5 Verschillende financieringsbronnen

Aan het vorige knelpunt gelieerd is het probleem dat de ziekenhuiszorg en de huisarts gefinancierd worden uit het tweede compartiment en de thuiszorg en verpleeghuizen uit het eerste compartiment. In een transmuraal project waarin door het ziekenhuis en de thuiszorg gezamenlijk betaalde gespecialiseerde verpleegkundigen als eerstverantwoordelijk worden aangesteld voor de zorg aan chronisch zieken, leidt dit tot vreemde situaties. Patiënten hoeven dan voor dezelfde zorg niet zelf te betalen als ze deze krijgen van de door het ziekenhuis aangestelde verpleegkundige, en moeten wel zelf betalen als de door de thuiszorg gefinancierde verpleegkundige de zorg geeft.

De financiële perikelen leiden er ook toe dat de minister van vws de neiging heeft de rem te zetten op opname van effectieve geneesmiddelen of nieuwe technologieën in het verzekeringspakket, in plaats van dat deze keuze gemaakt wordt op grond van een zorgvuldige mta-studie. Mede door het budgetteringssysteem heeft de minister bovendien de neiging om zorgverzekeraars en -aanbieders knopen door te laten hakken. Het huidige 'beleid' om geen beleid te voeren ('non-beleid') is niet rechtvaardig ten opzichte van chronisch zieken en maakt het onvermijdbaar dat patiënten met voldoende financiële draagkracht betere zorg kunnen krijgen dan patiënten die in een minder gunstige financiële positie verkeren.

5.6.6 Ziektespecifieke of generieke zorgorganisatie?

De gezondheidszorg was tot voor kort verdeeld in de eerste lijn met generalistische taken, en de tweede lijn met specialistische taken. Discussiepunt vormt de plaats van de demarcatielijn tussen generalistische en specialistische zorg. In ieder geval is het belangrijk dat een arts en een verpleegkundige behoorlijke ervaring hebben op het terrein van de aandoening die zij behandelen. Zowel in de thuiszorg als in de huisartsgeneeskunde kunnen tendensen worden gesignaleerd richting differentiatie, dat wil zeggen dat een wijkverpleegkundige of huisarts zich in het bijzonder toelegt op één of meer aandoeningen. De vraag rijst of zo een situatie van 'vlees noch vis' ontstaat en of de claim op deskundigheid dan nog wel terecht is.

Deze kwestie wordt urgent door de opkomst van *disease management*, een *public health* benadering waarbij aanbieders zich op de gehele populatie met een bepaalde aandoening richten. Programma's voor *disease management* zijn per definitie ziektespecifiek en invoering hiervan in ons land kan betekenen dat een zogeheten 'derde organisatie' zich verantwoordelijk stelt voor de zorg aan alle patiënten met bijvoorbeeld diabetes mellitus, astma, COPD, reuma of hartfalen. Als dergelijke programma's consequent worden ingevoerd kunnen ze tot gevolg hebben dat huisartsen hun ervaring met deze aandoeningen verliezen, wat ten koste kan gaan van hun algemene deskundigheid.

Een variant waarmee op deze bezwaren kan worden ingespeeld, is het vormen van een kernteam van bijvoorbeeld medisch specialist, huisarts en gespecialiseerde verpleegkundige dat de verantwoordelijkheid krijgt voor het hele programma. De teamleden worden verplicht om per patiënt te bepalen wie van hen als *casemanager* de eerstverantwoordelijke voor de zorg is, en verder te zorgen voor transparantie en voldoende *benchmarking* (terugkoppeling van resultaten). Op deze wijze kan een aan de Nederlandse situatie aangepast programma voor *disease management* worden ontwikkeld.[4]

5.6.7 Schaalgrootte van samenwerking: groot of klein?

Ervan uitgaande dat ketenzorg het belang van patiënten met een chronische aandoening dient, is het noodzakelijk na te gaan welke schaalgrootte daarvoor het meest aangewezen is. Wat dit betreft is het gebruik van de term 'regio' verwarrend. De ene keer wordt daarmee het adherentiegebied van een ziekenhuis bedoeld, de andere keer een of meer gemeenten of een gezondheidsregio. Soms speelt zelfs het werkgebied van een verzekeraar een rol.

Welke schaalgrootte het meest doelmatig is, hangt af van de frequentie van het voorkomen van de aandoening, van de noodzaak tot samenwerking van zorgaanbieders en van de situatie van de zorgaanbieders afzonderlijk. Het is derhalve van belang functionele samenwerkingsverbanden na te streven en de samenwerking niet te ingewikkeld te maken.

5.6.8 Extern indiceren of niet?

Sinds 1 januari 1997 wijzen Regionale Indicatieorganen (RIO's) voor het regionale zorgkantoor zorg toe op grond van de AWBZ. Chronisch zieken krijgen hiermee te maken als ze zijn aangewezen op thuiszorg, of worden opgenomen in een verpleeg- of verzorgingshuis. De RIO's zijn onder meer opgericht om de zorg beter af te stemmen op de behoeften van de patiënt. De veronderstelling hierbij is dat zorgaanbieders minder in staat zijn om dit te doen, onder meer omdat zij meestal niet goed op de hoogte zijn van de hulpverleningsmogelijkheden van andere instanties. In de AWBZ gaat het vaak om langdurige zorg waarbij het niet gemakkelijk is het zorgaanbod later terug te draaien. Ook hierdoor is het noodzakelijk de zorgbehoefte nauwkeurig in kaart te brengen.

De fraaie intenties kunnen gemakkelijk verzanden door bureaucratische procedures. Extern indiceren kost immers tijd, de beslissingen moeten dikwijls worden genomen op basis van informatie van derden en de persoonlijke relatie tussen arts of verpleegkundige en patiënt ontbreekt. Voor de een is extern indiceren het summum van rechtvaardigheid en voor de ander een teken van wantrouwen van de overheid richting de zorgaanbieders.[10]

Externe indicering levert problemen op als de alternatieven waarover het RIO mag beslissen of de bevoegdheid heeft, slechts een segment van de zorgketen betreffen. Zo kan de zorgketen voor een CVA-patiënt bestaan uit huisarts (tweede compartiment) – ziekenhuis (tweede compartiment) – verpleeghuis (AWBZ) – huisarts (tweede compartiment) – thuiszorg (AWBZ). Vooral de overgang van ziekenhuis naar verpleeghuis of thuiszorg kan gemakkelijk worden vertraagd door de vereiste procedures.

De vraag is of de overheid niet te veel vertrouwt op bureaucratische procedures en of zij er niet bij zou winnen als zij de verantwoordelijkheid laat bij de veldpartijen, op voorwaarde dat die zorg dragen voor transparantie en andere vormen van externe toetsing.

5.6.9 Besluit

In het voorafgaande is een aantal factoren genoemd die bepalend zijn voor keuzen die op macro-, meso- en microniveau worden genomen, en heeft vervolgens een aantal keuzeproblemen de revue gepasseerd. Gemeenschappelijk aan de keuzeproblemen op alle niveaus is, dat alle partijen weliswaar zeggen het belang van de patiënt centraal te stellen maar dat uiteindelijk andere overwegingen de beslissingen in hoge mate mede bepalen. Zowel de overheid als de zorgverzekeraars en -aanbieders staan aan allerlei verleidingen bloot om ontwijkend gedrag te vertonen.

Patiëntenorganisaties en allen die verantwoordelijkheid dragen voor de zorg aan chronische patiënten zullen zich de komende jaren tot het uiterste moeten inspannen om het belang van de chronische patiënt op de agenda te houden.

REFERENTIES

1 Staatssecretaris van WVC. Notitie Chronisch Ziekenbeleid. 's-Gravenhage: Sdu uitgeverij, 1991.
2 Zorgverzekeraars Nederland. Zorgverzekeraars en disease management. Zeist: ZN, 1998.
3 Spreeuwenberg C. 'Disease management': primaire zaak van verzekeraars of van zorgverleners? TSG 1999;1:42-3.
4 Spreeuwenberg C, Elfahmi D. Transmurale zorg: redesign van het zorgproces. Zoetermeer: RVZ, 1998
5 Commissie Keuzen in de zorg. Advies in hoofdzaken. 's-Gravenhage: Distributiecentrum DOP, 1991.
6 Commissie Structuur en Financiering Gezondheidszorg. Bereidheid tot verandering. 's-Gravenhage: Staatsdrukkerij, 1987.
7 Boonekamp LCM, Huijsman, R. Bouwen aan een transmuraal zorgconcern. Maarssen: Elsevier/De Tijdstroom, 1998.
8 Eijkelberg I, Mur-Veeman I. Veranderingsprocessen in de transmurale zorg. In: Handboek Transmurale Zorg. Maarssen: Elsevier/Bunge, in druk.
9 Commissie Modernisering Curatieve Zorg. Gedeelde zorg: betere zorg. 's-Gravenhage: Sdu Uitgeverij, 1994.
10 Postema CA, Plagge HWA. Integrale en objectieve indicatiestelling; één zorgloket: ideaal of idee-fixe? Medisch Contact 1998;53:543-5.

6 Beroerte

B. Meyboom-de Jong, J. Schuling, J.B.M. Kuks

6.1 INLEIDING

'De beroerte is de kopzorg van deze tijd', zo luidt een slogan van de Nederlandse Hartstichting. In deze ene zin komen de ernst en het belang van een beroerte tot uitdrukking. Een beroerte of cerebrovasculair accident (CVA) is een aandoening met ernstige consequenties: een hoge mortaliteit, vaak een ernstige mate van invaliditeit en een sterk beroep op de zorg. Een beroerte kent vele verschijningsvormen met verschillende gevolgen. Overeenkomstig daarmee is de blik van de arts eerst gericht op het onderliggende lijden, de pathologie, dan op de stoornissen, om zich vervolgens op beperkingen en handicaps te richten (zie figuur 6-1).[1]

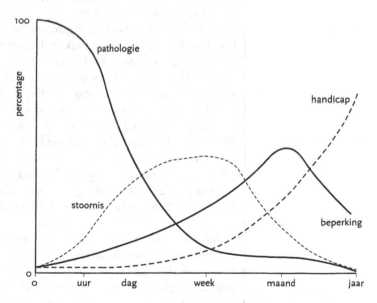

Figuur 6-1 Het beloop van problemen na een beroerte

In principe kunnen na een beroerte drie fasen worden onderscheiden: de acute fase (tot veertien dagen na de beroerte), de revalidatiefase (het eerste halfjaar na de beroerte) en de chronische fase die in principe levenslang duurt voor zowel de patiënt als zijn naasten.[2] Met een casus worden de problemen geïllustreerd.

De heer A., een 69-jarige voormalige gemeentesecretaris, heeft vier maanden geleden een beroerte doorgemaakt, waarbij een rechtszijdige parese optrad met fatische en cognitieve stoornissen.

De huisarts kent hem al jaren: de heer A. heeft diabetes mellitus en overgewicht, waarvoor hij een suikervrij dieet en tweemaal daags 500 mg tolbutamide gebruikt. Sinds zijn beroerte, dat een ischemisch infarct van de arteria cerebralis media links bleek te zijn, krijgt hij ook acetylsalicylzuur (R/Ascal 38 mg daags). De huisarts had een maand geleden de CVA-episode met de heer A. afgesloten. De patiënt was ADL-zelfstandig en tevreden met het bereikte resultaat. De cognitieve stoornissen leken opgeklaard te zijn. Dankzij zijn vitale echtgenote kan hij vrijwel zonder hulp thuis wonen.

Mevrouw A. heeft vandaag een visite voor haar man aangevraagd. Aan het eind van de middag treft de huisarts een stuurs kijkende mijnheer A. aan in zijn leunstoel bij het erkerraam, maar het is zijn echtgenote die het woord doet:
'Mijn man heeft voorheen beter gelopen dan hij de laatste twee weken doet; hij is erg moe en vaak te duizelig om op zijn benen te staan. Zou dat van de suiker komen?' Op de vraag van de huisarts wat mijnheer A. er zelf van vindt, antwoordt hij: 'Ach, dat lopen wordt toch niets meer.' Na enig aandringen van de huisarts vertelt hij dat hij 'door zijn benen zakt', maar ook vaak licht in het hoofd is. Dit leidt ertoe dat hij de laatste tijd niet meer durft te lopen en eigenlijk de stoel alleen verlaat om met het looprekje naar de wc te gaan. Op de vraag of hij nog wel eens buiten de deur komt, haalt hij zijn schouders op. 'Vroeger droeg ik de boodschappen voor mijn vrouw, maar nu heeft ze meer last dan gemak van me bij het winkelen; ik blijf liever thuis.' Ook zijn kaartavondjes blijkt hij niet meer te bezoeken.

Bij het lichamelijk onderzoek blijkt het lopen inderdaad moeizaam te gaan. Naast verminderde kracht in het rechterbeen blijkt ook de functie van de heup aan dezelfde zijde, met name bij exorotatie en abductie, beperkt te zijn. De bloeddruk is 140/80 mm Hg, zijn pols regulair 74 slagen per minuut; in staande houding blijkt de bloeddruk 115/55 mm Hg te zijn zonder polsversnelling. De hemoglucotest is 8,2 mmol (17.00 uur).

Onder verwijzing naar de analyse constateert de huisarts dat het bij de heer A. om een beperking (slecht lopen) gaat, waarbij naast de hemiparese inactiviteit een rol speelt. Aanwijzingen voor een nieuwe cerebrale aandoening zijn er niet. Er blijkt sprake te zijn van orthostatische hypotensie.

Wanneer ze weer gedrieën in de voorkamer zitten, uit mevrouw A. haar reële bezorgdheid dat haar man door zijn problemen straks valt en wellicht zijn heup breekt. 'Bovendien komt hij er door zijn klachten niet meer uit, zo raakt hij geïsoleerd en geheel van mij afhankelijk'. 'Is een rolstoel een oplossing? En wat kan er aan zijn contacten worden gedaan? Wat heeft de patiëntenvereniging te bieden?'

Het lijkt erop dat de door de heer A. ervaren problemen het zelfstandig lopen afremmen, waardoor het gebrek aan oefening tot een vicieuze cirkel van verlies van kracht, gebrek aan conditie en nog minder lopen leidt. Zijn stemming is wellicht mede daardoor wat somber en mat. Hoewel de huisarts de mogelijkheid van een beginnende depressie niet wil uitsluiten, besluit hij dit punt vooralsnog te laten rusten.

Bij dit huisbezoek zijn enkele belangrijke factoren en aangrijpingspunten voor behandeling geïdentificeerd: de klachten en onzekerheid van de heer A., de dreiging van de vicieuze cirkel: onzekerheid – minder activiteit – verminderde loopvaardigheid – dreigende isolatie, de sombere stemming (cave depressie), de mogelijkheid tot het gebruik van hulpmiddelen en lotgenotencontact.

6.2 KLINISCH BEELD

Een beroerte is een plotseling optredend ziektebeeld met focale neurologische uitvalsverschijnselen, veroorzaakt door een acute verstoring van de cerebrale circulatie. Er wordt onderscheid gemaakt tussen bloedige cva's en onbloedige cva's of herseninfarcten; en wat betreft het verloop in een lichte, ernstige of progressieve beroerte. Ook de voorbijgaande beroerte of *transient ischaemic attack* (TIA) wordt tot de cerebrovasculaire aandoeningen gerekend.[3] De meeste TIA's duren kort: de helft minder dan een halfuur en 60% minder dan een uur. Tot voor kort werd een voorbijgaande beroerte als een TIA gedefinieerd wanneer de verschijnselen niet langer duurden dan 24 uur. Deze tijdlimiet is echter zeer arbitrair. Bovendien is een indeling naar de duur van de uitvalsverschijnselen weinig zinvol omdat alle beschikbare gegevens erop wijzen dat de oorzaak van korte en lange aanvallen niet wezenlijk verschilt, en het risico op herhaling al evenmin.[4]

6.3 EPIDEMIOLOGIE

Zowel herseninfarcten als TIA's zijn vaak uitingen van een algemeen vaatlijden, namelijk *atherosclerose*. Het aantal nieuwe gevallen van beroertes in de bevolking (de *incidentie*) bedraagt 1,7 per 1000 mannen en 2,0 per 1000 vrouwen per jaar, exclusief TIA's, zodat we rekening moeten houden met circa 28.500 nieuwe beroertes per jaar waarvan 20% bloedingen en 80% infarcten.[5] Beroertes zijn vooral ziekten van de oudere mens. Het aantal bekende gevallen, de prevalentie, bij mensen van 55 jaar en ouder is ongeveer 30/1000, waarvan de helft voorkomt bij mensen van 75 jaar en ouder. Onder de 50 jaar komen jaarlijks ook nog circa 2000 beroertes voor, vaak met ernstige consequenties. De incidentie is de laatste decennia gelijk gebleven, terwijl de prevalentie sterk is gestegen door afname van de sterfte.

Circa eenvijfde van de patiënten overlijdt binnen een maand na een beroerte terwijl circa eenderde na een jaar is overleden. Ook daarna bestaat er een verhoogd risico op overlijden.[6] Van de patiënten die een beroerte overleven is tweederde na een halfjaar weer thuis; ruim 10% verblijft in het verzorgingshuis; de overigen in verpleeghuis (16%) of revalidatie-instelling (5%). In totaal leven er waarschijnlijk 115.000 mensen in Nederland met gevolgen van een beroerte. Van hen verblijft een aanzienlijk deel permanent in het verpleeghuis.

6.4 DE ACUTE FASE

Een beroerte is een acuut optredende catastrofe voor de patiënt en zijn naasten, en betekent een spoedboodschap voor de huisarts. Wanneer de huisarts bij de patiënt arriveert zal hij in principe een anamnese afnemen en lichamelijk onderzoek doen.[7] Aandachtspunten bij de anamnese zijn de volgende vragen: Hoe is de beroerte begonnen? Hoe is het beeld in de tijd verlopen? Bestond er een verhoogd risico op het krijgen van een beroerte, bijvoorbeeld een TIA of cardiale aandoening in de voorgeschiedenis? Gebruikt de patiënt medicijnen?

Bij het lichamelijk onderzoek zal vooral aandacht geschonken worden aan het bewustzijn, de ernst en de uitgebreidheid van verlammingen, de lokalisatie (in relatie tot dominantie), de coördinatie, eventuele gezichtsuitval en het slikvermogen. Aanvullend controleert de huisarts de bloeddruk, de pols en de hartactie. Tevens is aanvullend bloedonderzoek gewenst naar glucose (hypo- of hyperglykemie), elektrolyten (dehydratie), kreatinine (nierfunctie) en hemogram (anemie, infectie, dehydratie).[4] Onderzoek naar het cholesterolgehalte kan later plaatsvinden.

In de praktijk is niet met zekerheid te differentiëren tussen een infarct en een bloeding. De volgende verschijnselen wijzen eerder op een bloeding dan op een infarct: bewustzijnsverlies, hoofdpijn binnen twee uur na het optreden van de verschijnselen, braken, een verhoogde diastolische tensie (> 100 mm Hg) 24 uur na optreden van de beroerte, het gebruik van anticoagulantia, het ontbreken in de voorgeschiedenis van risicofactoren zoals angina pectoris, diabetes mellitus, claudicatio intermittens. Op grond van de klinische verschijnselen kan de huisarts de waarschijnlijkheidsdiagnose infarct of bloeding vaak redelijk inschatten.

In de acute fase dienen behandelend artsen rekening te houden met de grote kans op mortaliteit, opdat naasten tijdig voorbereid en gewaarschuwd worden. Nu steeds meer mensen hun wensen ten aanzien van hun levenseinde van tevoren vastleggen (via een reanimatieverklaring, 'wens tot leven', codicil, euthanasieverklaring) zal de arts die de patiënt in de acute fase behandelt zich daarvan op de hoogte moeten stellen. Als de kans op overlijden groot is, zal een afwachtende houding aangenomen kunnen worden, de patiënt kan dan in zijn eigen omgeving worden begeleid en er kan gekozen worden om geen spoedtransport en -opname te realiseren.

Het effect van kansrijke behandeling met trombolyse (hoewel op dit moment nog slechts voor enkele patiënten geïndiceerd) blijkt voorspoediger te zijn naarmate er eerder na het optreden van het cva – bij voorkeur binnen drie uur – mee gestart wordt. Daarom is bij cva-patiënten spoed bij opname gewenst zodat trombolysebehandeling (indien geïndiceerd) tijdig gestart kan worden.

6.4.1 Differentiële diagnose

Om definitief te differentiëren tussen infarct en bloeding is een ct-scan noodzakelijk. Deze wordt in het ziekenhuis op verzoek van de neuroloog door de radioloog gemaakt. Een infarct is soms in de eerste 48 uur na het ontstaan van de verschijnselen nog niet aantoonbaar, een bloeding wel. Ter differentiëring tussen bloeding en infarct kan een ct-scan dus direct gemaakt worden. Voor nadere informatie over plaats en uitbreiding van het infarct kan de scan beter pas iets later gemaakt worden. De mri levert meer specifieke informatie op maar vormt nog geen onderdeel van de gewone zorg.

Bij de differentiële diagnostiek moet rekening worden gehouden met de volgende aandoeningen:
- postepileptische parese;
- een ruimte-innemend proces zoals een tumor, abces, subduraal hematoom;
- hypoglykemie;

■ perifere mononeuropathie bijvoorbeeld facialis- of radialisparese.

6.4.2 Verwijzen of thuishouden

Als de waarschijnlijkheidsdiagnose beroerte gesteld is, zal de huisarts met de patiënt en zijn naasten overleggen wat er nu gebeuren moet. Van patiënten met een beroerte wordt in Nederland circa 70% in een ziekenhuis opgenomen.[5-7] Bij een TIA of licht CVA kan de patiënt thuis blijven. Tegenwoordig kan meestal na telefonisch overleg met de neuroloog poliklinisch onderzoek (inclusief een CT-scan en een Doppler-echo van de carotis) binnen 48 uur op de zogenaamde TIA-service of -poli worden uitgevoerd. Bij een wat uitgebreidere beroerte is een kortdurende opname op een *stroke unit* aangewezen. Dit is een gespecialiseerde neurologische afdeling gericht op adequate diagnostiek, zorg en behandeling van de patiënt in de acute fase na een beroerte. Bij behandeling op een *stroke unit* bleken minder mensen te overlijden, terwijl de patiënten die ontslagen werden in een betere functionele toestand verkeerden zonder dat ze langer opgenomen waren geweest.[8,9] Contra-indicaties voor opname zijn korte levensverwachting ten gevolge van andere aandoeningen, zoals gemetastaseerd carcinoom, ernstige dementie en ernstige beperkingen ten gevolge van eerdere beroertes, waardoor behandeling en revalidatie niet mogelijk zijn. In Nederland wordt de *stroke unit* meer en meer ingebed in een *stroke service*, omdat opname en ontslag uit het ziekenhuis met de daaropvolgende revalidatie een wezenlijk deel van het behandelingscontinuüm uitmaken.

6.4.3 Klinische behandeling

Nadat eerst de vitale functies (ademhaling, bewustzijn en cardiale actie) gestabiliseerd zijn, berust behandeling van de acute fase van de beroerte in de *stroke unit* op algemene neuroprotectie en preventie van complicaties, terwijl reperfusie en farmacologische neuroprotectie wellicht in de toekomst mogelijkheden bieden.[10] Op dit moment lijkt trombolyse bij circa 5% van de patiënten kansrijk als de behandeling binnen drie uur na het ontstaan van de beroerte wordt gestart.

De algemene *neuroprotectie* omvat in eerste instantie het actief monitoren en corrigeren van bloeddruk, bloedsuiker, lichaamstemperatuur en zuurstofgehalte in het bloed.

De bloeddruk die de cerebrale perfusiedruk reguleert, wordt gecontroleerd en zo nodig op peil gehouden. Alleen bij zeer hoge systolische (>220-230 mmHg) en diastolische bloeddrukken (>125-135 mmHg) kan het wenselijk zijn om de bloeddruk te laten dalen wegens het risico op hersenoedeem.

Een bloedglucosegehalte van meer dan 8 mmol/l is een onafhankelijke ongunstige parameter.[11] Zowel de hoogte als de duur van verhoogde lichaamstemperatuur (>37,5 °C) vormt een onafhankelijke risicofactor.[12] Ook de zuurstofsaturatie dient gecontroleerd te worden en zo nodig dient extra zuurstof te worden gegeven.

Preventie van complicaties omvat onderzoek naar slikstoornissen om verslikpneumonieën te voorkomen, en naar urineretentie om urineweginfecties en sepsis te voorkomen. Vooral bij geïmmobiliseerde patiënten moet men alert zijn op trombose van de been- en bekkenvenen en is profylaxe in de vorm van een laagmoleculair heparine (R/Fraxiparine) van belang.[4] Door cardiale monitoring kunnen fatale aritmieën en plotse dood voorkomen worden; door goede verpleging kunnen doorliggen (decubitus) en contracturen worden voorkomen.

Door middel van toediening van *trombolytica* zou men op theoretische gronden kunnen proberen de doorstroming (reperfusie) van het bedreigde cerebrale weefsel te bevorderen. Trombolyse vergroot echter de kans op een secundaire intracerebrale bloeding. De aard van de trombolytica en het interval tussen het acute gebeuren en de start van de behandeling zijn hierbij van wezenlijk belang. Gunstige resultaten zijn beschreven bij toediening van alteplase binnen drie uur na het infarct. Op dit moment maakt deze vorm van behandeling nog geen deel uit van de reguliere zorg. Nader onderzoek in gecontroleerde situaties is noodzakelijk.[13]

Een andere benadering is het toedienen van *neuroprotectiva*, geneesmiddelen die de schadelijke invloed op hersencellen kunnen beperken. In dierproeven zijn gunstige resultaten vermeld maar bij patiënten konden deze (nog) niet gerepliceerd worden.

6.4.4 Beloop van het herstel

Vroegtijdige beoordeling van de revalidatiemogelijkheden door een revalidatiearts en door het inschakelen van deskundige paramedici, draagt bij tot het optimale zorgproces. In de eerste week zal ook de functionele toestand worden vastgesteld bijvoorbeeld met de Barthel-score, een ADL-meetinstrument. De Barthel-score na één week bleek het best het herstel te voorspellen, terwijl leeftijd en geslacht geen invloed hadden.

Afhankelijk van het beloop kan de patiënt tien tot veertien dagen na opname naar huis worden ontslagen, of worden overgeplaatst naar een revalidatie-inrichting, dan wel verpleeghuis, voor verdere revalidatie en verzorging. In principe gaat het hier om een *short stay*.

Bij sommige patiënten is van meet af aan duidelijk of zij weer naar huis kunnen of permanente verpleging nodig hebben. Bij het merendeel wordt echter pas in de loop van de herstelfase duidelijk welke verzorging verder nodig is.

6.4.5 Opsporing van risicofactoren

Als de patiënt in de acute fase gestabiliseerd is, dienen risicofactoren te worden opgespoord om herhaling te voorkomen. Het gaat daarbij om beïnvloedbare risicofactoren als hypertensie (met name systolische hypertensie), nog niet ontdekte diabetes mellitus en hartaandoeningen zoals atriumfibrilleren, stenose van de arteria carotis en verhoogd cholesterol of homocystine.

Atriumfibrilleren bij een TIA dient te worden behandeld met anticoagulantia, terwijl bij contra-indicaties plaatjesremmers moeten worden gegeven. Opgespoorde diabetes mellitus dient nader onderzocht en behandeld te worden. Bij een symptomatische stenose van de arteria carotis groter dan 70% dient endarteriëctomie plaats te vinden. Ter preventie van recidief-beroerte worden momenteel plaatjesremmers in de vorm van acetylsalicylzuur voorgeschreven, tenzij er contra-indicaties bestaan. Toevoeging van dipyridamol biedt mogelijk op een nog betere bescherming.[14]

Op riskante leefstijlfactoren zoals roken, overgewicht en voeding kunnen adviezen een positieve invloed hebben, bijvoorbeeld: stoppen met roken, meer bewegen en gezonde voeding (voldoende fruit, groente en vis, minder vet en zoet).[15]

6.4.6 Comorbiditeit

CVA-patiënten hebben naast de beroerte vaak meerdere andere aandoeningen, zogenaamde comorbiditeit. Die is te onderscheiden in clusterende (causaal gerelateerde morbiditeit en complicaties) en toevallig samengaande of concurrente comorbiditeit.

De clusterende, met de beroerte samenhangende aandoeningen, onder andere hypertensie, hartziekten, perifere vaatziekten en suikerziekte, blijken ongeveer tweemaal zo vaak voor te komen bij patiënten met een beroerte als bij een naar leeftijd en geslacht vergelijkbare groep ouderen zonder beroerte.

Daarnaast komen tal van andere aandoeningen even vaak voor als bij ouderen zonder beroerte, zoals infecties van de urinewegen, incontinentie, visus- en gehoorstoornissen, en aandoeningen van het bewegingsapparaat. Vooral slechtziendheid en aandoeningen die de mobiliteit beperken worden door patiënten zelf als erg belastend ervaren.[6]

6.5 DE REVALIDATIEFASE

In de revalidatiefase herstelt een aantal patiënten. Dit herstel is voor het merendeel spontaan en slechts in geringe mate beïnvloedbaar. De reden is waarschijnlijk dat de wel getroffen maar niet-necrotische hersencellen in de penumbra of halfschaduw rond de kern van de laesie zich herstellen, en/of dat functies door andere hersencellen worden overgenomen.

Het is belangrijk om een revalidatieplan te maken wanneer de vitale functies gestabiliseerd zijn, dus in een vroeg stadium. Dit plan is toegesneden op de beperkingen en de wensen van de patiënt. Hierbij kunnen verschillende paramedici, zoals ergotherapeut, fysiotherapeut, logopedist en andere deskundigen zoals de neuropsycholoog worden ingeschakeld. Voor de (weer) thuis verblijvende patiënten is activiteitenbegeleiding of dagbehandeling in een verzorgings- of verpleeghuis te overwegen. Deze vormt tevens een verlichting van de partner die door een beroerte vaak ook zwaar getroffen is. Ook is dagrevalidatie in een revalidatie-inrichting te overwegen, al is het effect daarvan niet onomstotelijk vastgesteld.

Een bijzondere vorm van revaliderende behandeling is *NeuroDevelopmental Treatment* (NDT). Bij de NDT wordt de verlamde zijde zoveel mogelijk ingeschakeld in therapeutische en functionele bewegingspatronen. De oefeningen worden uitgewerkt in praktische ADL-vaardigheden en de benadering dient multidisciplinair te zijn met eventueel inschakelen van de familie volgens een vierentwintiguursschema. Er wordt gestreefd naar een normale tonus, naar het voorkomen van contracturen en uiteindelijk naar een zo normaal mogelijk bewegingspatroon met functiegerichte inzet van de hemiplegische lichaamshelft. Het succes van de behandeling wordt in belangrijke mate bepaald door het consequent toepassen van de oefenconcepten. Snel succes is hiermee niet te behalen. Bij een beperkte levensverwachting of beperkte leerbaarheid van de patiënt wordt deze aanpak niet toegepast. In die situaties wordt vooral gestreefd naar praktische, op compensatie gerichte, oplossingen (eenhandigheid, hulpmiddelen voor ADL en vervoer, of ADL-hulp). Het is in gecontroleerd onderzoek echter nog nimmer aangetoond dat NDT effectiever is dan traditionele revalidatietherapie.

Oefentherapie gericht op het beïnvloeden van specifieke functies als evenwicht, loopvaardigheid en handvaardigheid, heeft vooral specifiek effect en generaliseert nauwelijks naar activiteiten die niet bij de behandeling zijn getraind. Vooral trainingsvormen gericht op het oefenen van activiteiten van het dagelijks leven lijken zinvol. Langere en intensievere revalidatietherapie komt ten goede aan de snelheid en mate van herstel van de hemiplegie en aan de ADL-zelfstandigheid.

6.6 DE CHRONISCHE FASE

Ongeveer een halfjaar na een beroerte is de chronische fase bereikt. Hoewel ook dan nog een betere adaptatie aan de bestaande beperkingen wordt nagestreefd, zijn spontane verbeteringen nauwelijks meer te verwachten. Dan worden de patiënt, zijn naasten en de zorg- en hulpverleners geconfronteerd met een uiteenlopend scala van beperkingen en handicaps van wisselende ernst, en met min of meer complexe zorgarrangementen. Hierbij verdienen de veelal zwaar belaste mantelzorgers en hun ondersteuning aparte aandacht.

Het onderzoek en de behandeling van de functionele toestand zijn nu niet langer gericht op de oorzaak van de beperkingen en handicaps, maar op wat patiënten nog wel kunnen. Om dit systematisch vast te stellen kan gebruik worden gemaakt van gevalideerde meetinstrumenten.

6.6.1 Lichamelijke beperkingen en handicaps

Bij de lichamelijke beperkingen en handicaps moet gestructureerd aandacht besteed worden aan zelfverzorgende activiteiten, mobiliteit en huishoudelijke activiteiten. Hulpverleners stellen samen met de patiënt en zijn naasten prioriteiten in de behandeling, waarbij rekening wordt gehouden met de wensen van de patiënt. Voorts kunnen de mogelijkheden van hulpmiddelen en woningaanpassingen worden nagegaan. Iemand die geen trappen meer kan lopen is bijvoorbeeld ernstig beperkt in een huis dat alleen bereikbaar is met een trap omdat er geen lift aanwezig is.

6.6.2 Psychische beperkingen en handicaps

Hierbij gaat het om beperkingen en handicaps van hogere cerebrale functies, te onderscheiden in cognitieve stoornissen, stemmingsstoornissen en gedragsveranderingen. Deze problemen kunnen naast elkaar optreden en de revalidatiemogelijkheden van de patiënt beperken. Een probleem is het vaak optredende tempoverlies, waardoor alles voor de naasten van de patiënt tergend langzaam gaat, terwijl het voor de patiënt verbijsterend snel verloopt. Dat kan leiden tot het door de naasten overnemen van handelingen die de CVA-patiënt in principe zelfstandig kan uitvoeren, waardoor deze nog meer autonomie verliest.

Cognitieve stoornissen

Cognitieve stoornissen worden door de naasten van de patiënt vaak niet begrepen, soms zelfs als onwil gezien, en door hulpverleners niet altijd herkend. Hulpverleners moeten op indicatie nader onderzoek aanvragen door de neuropsycholoog. Die tracht objectief het cognitieve en emotionele functioneren van de patiënt te onderzoeken en een relatie te leggen met de hersenafwijkingen.[16]

De neuropsychologische gevolgen van beroertes zijn buitengewoon gevarieerd in soort, ernst en duur. Tot de algemene cognitieve stoornissen worden gerekend: vertraging van informatieverwerking, aandachts- en concentratiestoornissen, stoornissen in planning en organisatie, in waarneming, in geheugen en leren, in taal, in ruimtelijke functies, perseveratie en stoornissen in het handelen.

Voorbeelden van specifieke cognitieve stoornissen zijn:

■ apraxie: het onvermogen bepaalde complexe handelingen uit te voeren zonder dat dit te wijten is aan sensibele of motorische stoornissen;

■ anosocognosie: het onvermogen de eigen ziekte adequaat in te schatten;

■ agnosie: het onvermogen voorwerpen te herkennen;

■ neglect: van neglect wordt gesproken indien een patiënt zonder dat hij zich hiervan bewust is één zijde van het lichaam en/of de omringende omgeving verwaarloost, vergeet of zelfs ontkent. Bij neglect komt, in tegenstelling tot bij echte uitval, de prikkel wel in de hersenschors aan, maar de patiënt schenkt er geen aandacht aan. Neglect treedt bij tweederde van de patiënten met een beroerte op en blijkt prognostisch ongunstig wat betreft zelfstandig functioneren.[17] Bij ongeveer de helft van de CVA-patiënten met neglect in de acute fase zijn zes maanden na de beroerte nog neglectverschijnselen vast te stellen.

Het verloren gaan van het vermogen tot spreken en het gesprokene te begrijpen, vormen een ernstige handicap voor de talige mens. Er wordt van *dysartrie* gesproken als het spreken moeizaam en problematisch is door een motorische stoornis terwijl het taalbegrip en woordgebruik normaal zijn. Afasie is een verworven taalstoornis, waarbij het begrijpen en/of het uiten van gesproken en geschreven taal zijn gestoord. Afgezien van een aantal zeldzame vormen is afasie te onderscheiden in:

■ expressieve afasie (ook wel Broca- of motorische afasie), waarbij de patiënt moeite heeft met het vinden van woorden en in onvolledige zinnen spreekt;

■ receptieve afasie (ook wel Wernicke- of sensorische afasie) waarbij de patiënt de taal van een ander niet begrijpt maar zelf wel vloeiend spreekt, zij het soms met verkeerde woorden en uitdrukkingen. Lezen en schrijven zijn ook vaak gestoord en de patiënt kan overmatige spreekdrang vertonen;

■ globale afasie (ook wel totale of gecombineerde afasie).

Stemmingsstoornissen en gedragsveranderingen

Patiënten met letsels in de dominante hemisfeer vertonen vaak depressieve kenmerken. Bij aspecifieke lichamelijke klachten als moeheid, verlies van vitaliteit, verlies van eetlust of slaapstoornissen moet altijd de mogelijkheid van een depressie worden overwogen.

Iemand kan na een beroerte in de put raken in verband met de ontstane beperkingen en alle verloren mogelijkheden. Ten gevolge van cerebraal letsel kan zich bovendien een echte post-stroke depressie ontwikkelen. Om een depressie vast te stellen is diagnostisch onderzoek noodzakelijk.

Gedragsveranderingen hangen dikwijls samen met de eerdergenoemde cognitieve en affectstoornissen, maar ook geïsoleerde problemen als verlies van initiatief en persoonlijkheidsveranderingen komen voor. Voor de omgeving zijn deze vaak het moeilijkst te hanteren en specifieke aandacht bij de begeleiding is dan geboden.

Vooral bij bilaterale stoornissen (multi-infarctbrein) komt emotionele labiliteit met dwanglachen of -huilen voor.

6.6.3 Sociale beperkingen en handicaps

Na een beroerte blijken vele activiteiten afgenomen te zijn. In overleg met de patiënt en zijn naasten zal naar een zinvolle dagbesteding gezocht moeten worden. Bij mensen voor wie werkhervatting tot de reële mogelijkheden behoort is een goede analyse van hun capaciteiten met eventuele training en begeleiding van belang. Niet minder essentieel voor een succesvolle terugkeer naar het werk zijn de instructie en begeleiding van leidinggevende(n) en directbetrokkenen op het werk. Arbeidsexploratie en -integratie zijn een geïntegreerd onderdeel van de revalidatie en worden afgestemd met de bedrijfsgeneeskundige.

Voor veel cva-patiënten is zelf weer kunnen autorijden een belangrijk middel tot maatschappelijk functioneren. Bij blijvende motorische en cognitieve stoornissen is een deskundige beoordeling aan de hand van tests en een proeve van rijbekwaamheid, zo nodig met aanpassingen in de bediening van de auto, een voorwaarde voor veilig deelnemen aan het snelverkeer. In de meeste revalidatiecentra kent men zogenaamde cbr-procedures (Centraal Bureau Rijvaardigheidsbewijzen).

6.6.4 Mantelzorg

Patiënten met beperkingen en handicaps na een beroerte zijn thuis in meer of mindere mate afhankelijk van zorg van hun naasten. Deze vorm van hulp wordt met het begrip mantelzorg aangeduid. Vaak onderscheidt één familielid zich als de centrale verzorger. Dit is veelal de partner, soms een dochter of schoondochter en zelden een (schoon)zoon.

Ernstige lichamelijke, psychische of communicatieve beperkingen van de patiënt blijken bij de partner te leiden tot het bieden van meer hulp aan de patiënt bij zelfverzorging en mobiliteit, tot minder vrijetijdsbesteding, tot minder voldoening in de huwelijksrelatie en tot een grotere belasting.[18] De ondersteuning van partners moet van buitenaf geïnitieerd worden. Inmiddels zijn in het land mogelijkheden om een partner-steunprogramma te volgen en worden met name verpleegkundigen van de thuiszorg getraind om bij huisbezoeken de partner hulp te bieden. Ook mogelijkheden van dagopvang, -behandeling en -verpleging kunnen de partner verlichting bieden en de patiënt een zinvolle dagbesteding bezorgen. Daarnaast is lotgenotencontact, waartoe de patiëntenvereniging uitnodigt, een goede manier.

6.7 ORGANISATIE EN CONTINUÏTEIT VAN DE ZORG

Het blijkt vaak problematisch om een zorgcontinuüm te creëren zodat de patiënt op het moment dat zijn situatie dat vereist probleemloos en zonder verlies van informatie van de ene hulpverlener of situatie naar de andere overgaat (zie hoofdstuk 5). Bijvoorbeeld van huis naar een revalidatie-instelling, van het ziekenhuis naar een verpleeghuis, van het verpleeghuis naar huis. Vooral wanneer de patiënt na een beroerte thuis is, laten hulpmiddelen en woningaanpassingen lang op zich wachten, omdat de vergoeding niet vlot geregeld wordt.

Na de acute fase neemt het aantal contacten van de huisarts met de patiënt sterk af. Alleen als er iets te doen is, zoals het meten van bloeddruk of bloedsuikercontrole, blijft de huisarts met regelmaat komen. Toch is follow-up van de CVA-patiënt in de revalidatiefase en de chronische fase gewenst. De praktijk- of wijkverpleegkundigen kunnen de chronische patiënt ook volgen. Voor het onderhouden van bepaalde vaardigheden op het gebied van mobiliteit of communicatie en voor adviezen bij hulpmiddelen of woningaanpassingen kan een beroep worden gedaan op paramedici en andere deskundigen: de ergotherapeut traint de patiënt in algemene dagelijkse levensactiviteiten en adviseert bij hulpmiddelen; de fysiotherapeut speelt een rol bij de mobiliteitsrevalidatie; de logopedist behandelt dysartrie, afasie en slikstoornissen; de neuropsycholoog diagnosticeert en behandelt de cognitieve stoornissen. Voor specifieke problemen of bij terugval kan de revalidatiearts worden ingeschakeld.

Vooral thuis is de coördinatie van de zorg nog wel eens een probleem, en de vraag wie bij problemen aanspreekbaar is werpt zich vaak op. Hierover moeten goede afspraken gemaakt worden. Het is verder aan te bevelen met de centrale verzorger één of meer aparte af-spraken op het spreekuur te maken om diens lichamelijke en geeste-lijke toestand in kaart te brengen en zo nodig te behandelen, of maat-regelen ter ondersteuning te treffen.

In verschillende regio's is transmurale ketenzorg ten behoeve van CVA-patiënten ontwikkeld. Deze heeft als doel de zorg beter op de wensen en behoeften van de patiënten te laten aansluiten, en de pa-tiënten zoveel mogelijk daar te behandelen en te reactiveren waar dat het meest doelmatig gebeurt. Hierbij spelen transmurale verpleeg-kundigen, die het ontslag van ziekenhuis naar verpleeghuis en van ziekenhuis of verpleeghuis naar huis begeleiden, op basis van geza-menlijk afgesproken protocollen een belangrijke rol.

Ook bestaat bij een aantal patiënten en een groot aantal naasten behoefte aan lotgenotencontact. De patiëntenvereniging voor CVA-ge-handicapten en hun naasten 'Samen Verder' (met elf regionale afde-lingen) voorziet in die behoefte. Op initiatief van deze vereniging zijn twee boekjes verschenen: *Wegwijzer na een beroerte*[19] dat voor-lichting geeft, en *Over een beroerte gesproken*[20], dat herkenning en er-kenning van de problemen van patiënten en familieleden beoogt.

6.8 SAMENVATTING VAN KNELPUNTEN

De continuïteit van de zorg voor CVA-patiënten is onvoldoende. Vooral de samenwerking tussen intra- en extramurale hulpverleners laat te wensen over.

Stroke services waarin de *stroke units* zijn ingebed, zijn nog onvol-doende in Nederland gerealiseerd. Anno 1999 worden CVA-patiënten nog niet in alle ziekenhuizen behandeld volgens de principes van de *stroke unit* terwijl deze vorm van zorg betere uitkomsten biedt. *Stroke units* anticiperen nog te weinig op problemen in de chronische fase.

Bij patiënten die thuis worden behandeld en verzorgd, wordt in de acute fase onvoldoende diagnostiek verricht. Dit geldt ook voor pa-tiënten met TIA's.

Er is nog geen adequate therapie in de acute fase. Trombolyse kan slechts bij enkelen worden toegepast. Er wordt intensief onder-zoek gedaan naar nieuwe en betere middelen op het gebied van trombolyse en neuroprotectie.

Revalidatieartsen en paramedici worden niet tijdig ingescha-keld. Over werkzaamheid en doelmatigheid van revalidatiebehande-lingen is nog weinig bekend.

Cognitieve stoornissen en psychische complicaties worden on-voldoende begrepen, herkend en gediagnosticeerd. Daardoor ont-breken ook adequate begeleiding en behandeling.

In alle fasen laat de voorlichting aan patiënten te wensen over.

Voorlichting en ondersteuning van de mantelzorg staan nog in de kinderschoenen.

De procedures rond de aanschaf van hulpmiddelen en de verstrekking van woningaanpassingen duren te lang.

Noot

De auteurs zijn dr. J.H. Arendzen, revalidatiearts, prof.dr. B.G. Deelman, neuropsycholoog, prof.dr. J.H.A. de Keyser, neuroloog, en mevrouw dr. L.M. Schure, agoge, zeer erkentelijk voor hun waardevolle opmerkingen en aanvullingen.

REFERENTIES

1 Wade DT, Hewer RL. Functional abilities after stroke: measurement, natural history and prognosis. J Neurology, Neurosurg and Psychiatry 1987;50:177-82.

2 Meyboom-de Jong B, Buis J. Zorg na een beroerte. Den Haag: Nederlandse Hartstichting, 1995.

3 Binsbergen JJ van, Gelpken JEH, Benthum STB van, et al. NHG Standaard TIA. Huisarts Wet 1995;38:15-25.

4 Herziening Consensus Beroerte. Utrecht: CBO, 1998.

5 Bots ML, Feskens EJM, Gijsen R, et al. In: De gezondheidstoestand, een actualisering. Volksgezondheid Toekomst Verkenningen. Bilthoven: RIVM, 1997.

6 Loor HI. Leven na een beroerte. Een drie jaar durend observatieonderzoek vanuit de huisartspraktijk, naar de gevolgen van een cerebrovasculair accident. [Proefschrift.] Groningen: Rijksuniversiteit Groningen, 1997.

7 Schuling J. Stroke patients in general practice. [Proefschrift.] Groningen, Rijksuniversiteit Groningen, 1993.

8 Stroke Unit Trialist's collaboration (A). Collaborative systematic review of the randomised trials of organised inpatient (stroke unit) care after stroke. BMJ 1997;314:1151-9.

9 Stroke Unit Trialist's collaboration (B). How do stroke units improve patient outcomes? Collaborative sytematic review of the randomised trials. Stroke 1997;28:2139-44.

10 Sulter G, Keyser JHA de. From stroke unit care to stroke care unit. J Neurol Sci 199;162:1-5.

11 Weir CJ, Murray GD, Dyker AG, et al. Is hyperglycaemia an independent predictor of poor outcome after acute stroke? Results of a long term follow up study. BMJ 1997;314:1303-6.

12 Reith J, Jorgensen HS, Pedersen PM, et al. Body temperature in acute stroke: relation to stroke severity, infarct size, mortality, and outcome. Lancet 1996;347:422-5.

13 Koudstaal PJ, Gijn J van. Thrombolyse direct na een herseninfarct: quitte of dubbel? Ned Tijdschr Geneeskd 1996; 141:2263-5.

14 Antiplatelet Trialists' Collaboration. Collaborative review of randomized trials of antiplatelet therapy. I: prevention of death, myocardial infarction and stroke by prolonged antiplatelet therapy in various categories of patients. BMJ 1994;308:81-106.

15   Buis J. Thirteen chronic diseases, in particular stroke. [Proefschrift.]
Groningen: Rijksuniversiteit Groningen, 1998.
16   Deelman BG, Koning-Haanstra M de. Neuropsychologische mogelijkheden bij de diagnostiek van organisch psychiatrische stoornissen.
In: Mast RC van der, Slaets JPJ. Behandelingsstrategieën bij organisch
psychiatrische stoornissen. Houten/Diegem: Bohn Stafleu Van Loghum,
1999.
17   Kort P de. Neglect. Een klinisch onderzoek naar halfzijdige verwaarlozing bij patiënten met een cerebrale bloeding of infarct. [Academisch
proefschrift.] Groningen: Rijksuniversiteit Groningen, 1996.
18   Schure LM. Partners van CVA-patiënten. [Proefschrift.] Groningen,
Rijksuniversiteit Groningen, 1995.
19   Wachters-Kaufmann CSM. Wegwijzer na een beroerte. 5e druk.
Groninge: Drukkerij Zodiak Groep, 1998.
20   Wachters-Kaufmann CSM, samenstelling. Over een beroerte gesproken: ervaringsverhalen van en voor CVA-gehandicapten en hun
naaste omgeving. Vakgroep Huisartsgeneeskunde van de Rijksuniversiteit Groningen; Landelijke Vereniging voor CVA-gehandicapten en partners 'Samen verder'. Groningen: Vakgroep Huisartsgeneeskunde Rijksuniversiteit Groningen, 1994.

7 Reumatische aandoeningen

M.H. van Rijswijk

De 35-jarige mevrouw Van G. komt op het reumatologisch spreek-uur met klachten over pijnlijke gewrichten met name in de handen, de polsen en de schouders. In mindere mate heeft zij ook klachten van knieën en voeten. Deze klachten zijn eigenlijk al een halfjaar ge-leden begonnen maar nemen de laatste paar maanden sterk toe. De handen en met name de vingers zijn ook verdikt. Bij gericht navra-gen blijkt er tevens sprake te zijn van ochtendstijfheid: het duurt twee tot drie uur voordat zij weer enigszins kan functioneren. Zij is snel moe en gaat meestal 's middags om een uur of twee een uurtje rusten. Van haar huisarts heeft zij 'pijnstillers' gekregen, maar aan-gezien zij een aversie heeft tegen medicijngebruik neemt zij deze slechts bij uitzondering in.

Haar gewicht is 3 kg afgenomen, er bestaan geen maagklachten en zij heeft een normale eetlust.

Een zuster van moeder zou reumatoïde artritis hebben (is rolstoel-afhankelijk).

Als huisvrouw wordt mevrouw Van G. aanzienlijk belemmerd in haar dagelijkse bezigheden. Zij kan de kranen nauwelijks opendraai-en, het openen van potjes en flessen lukt niet of slechts met zeer grote moeite. Aardappelen schillen, groenten schoonmaken en het hanteren van pannen, schalen en borden geeft problemen. Voor het zwaardere huishoudelijke werk doet zij een beroep op haar man. Alléén boodschappen doen is niet mogelijk. De verzorging van haar kinderen (5 en 2 jaar) levert in toenemende mate problemen op.

Bij lichamelijk onderzoek is er aan de handen sprake van artritis: er bestaat zwelling en drukpijn van een aantal kleine handgewrichtjes, zowel van de rechter- als van de linkerhand, de handfunctie is be-perkt (een vuist kan niet volledig worden gemaakt met de tweede en derde vinger beiderzijds), de knijpkracht is afgenomen, er bestaat zwelling van de polsen met drukpijn op de gewrichtsspleet, en er is sprake van een pijnlijke buig- en strekbeperking van de beide polsen.

De rechterelleboog toont een duidelijke strekbeperking met drukpijn op de gewrichtsspleet. De rechterschouder is gezwollen en toont een beperking van de beweeglijkheid. Aan de knieën is links enige synoviazwelling met normale functie. Rechts is er sprake van hydrops met lichtbeperkte buigfunctie en de knie kan niet volledig gestrekt worden. Bij onderzoek van de voeten blijkt er een duidelijke drukpijn te bestaan ter plaatse van de voorvoetgewrichtjes aan de basis van de tweede, derde en vijfde teen rechts en de derde en vierde teen links.

Bij verder lichamelijk onderzoek zijn er geen afwijkingen.

Aanvullend laboratoriumonderzoek laat zien dat er sprake is van een verhoogde bloedbezinking en lichte bloedarmoede. De reumafactortest is positief.

Op röntgenfoto's van de handen en voorvoeten blijkt er sprake te zijn van een versmalling van de gewrichtsspleet van de rechterpols en een afname van de kalkhoudendheid van de handgewrichtjes aan de basis van de vingers. Op de foto van de voorvoet is een afname van de kalkhoudendheid van de voorvoetgewrichtjes zichtbaar en zijn er erosies (botbeschadigingen) ter plaatse van het basisgewrichtje van de vijfde teen rechts. Tevens is er sprake van een versmalling van de gewrichtsspleet in een aantal voorvoetgewrichtjes beiderzijds.

De diagnose wordt gesteld op reumatoïde artritis.

7.1 INLEIDING

Onder het begrip *reumatische aandoeningen* valt een grote verscheidenheid van ziekten, die gepaard gaan met klachten en afwijkingen van het bewegingsapparaat en die niet het gevolg zijn van een ongeval of een aangeboren afwijking.

Grofweg kunnen we de reumatische aandoeningen verdelen in vier groepen, waarvan in tabel 7-1 de globale prevalentie (frequentie van voorkomen) is aangegeven.

De categorieën 1 en 2 omvatten de zogenaamde *inflammatoire* (ontstekingsachtige) reumatische aandoeningen, gekenmerkt door lokale ontsteking, algemeen ziek-zijn, en op langere termijn progressie-

Tabel 7-1   Globale prevalentie van vier groepen reumatische aandoeningen

Aandoening	Globale prevalentie
1 reumatoïde artritis	0,5%
2 andere vormen van chronische artritis	0,5%
3 arthrosis deformans	5%
4 weke-delenreuma	5%

ve gewrichtsbeschadiging. De categorieën 3 en 4 omvatten het spectrum van degeneratieve afwijkingen , waarbij als gevolg van (over)belasting in combinatie met waarschijnlijk een niet-optimale kwaliteit van het kraakbeen een geleidelijke beschadiging ('slijtage') optreedt.

De ziektelast die door reumatische aandoeningen ontstaat is zowel in materieel als in immaterieel opzicht aanzienlijk. Dit komt enerzijds door de hoge frequentie waarin deze ziekten voorkomen, en anderzijds door het chronische karakter ervan.

7.1.1   Reumatoïde artritis

Reumatoïde artritis (RA) kan worden beschouwd als exemplarisch voor de reumatische aandoeningen, aangezien de meeste aspecten van alle chronische gewrichtsziekten hierbij aan de orde komen.

Reumatoïde artritis wordt gekenmerkt door een veelal symmetrische ontsteking van meerdere gewrichten (polyartritis) met een zekere voorkeur voor de kleine gewrichten van de handen en voorvoeten. De oorzaak van de ziekte is niet bekend. Volgens de laatste cijfers in het rapport *Volksgezondheid Toekomst Verkenning 1997* bedraagt de gemiddelde prevalentie van RA in de huisartsenregistraties 3,5 per 1000 mannen (absoluut 27.000) en 6,9 per 1000 vrouwen (absoluut 53.700).[1]

De ziekte komt beduidend vaker voor bij vrouwen dan bij mannen (2-3:1). In tegenstelling tot wat velen denken is het niet vooral een ziekte van de ouderdom. In 70% van de gevallen begint RA voor het zestigste jaar. De incidentie (het aantal nieuwe gevallen per jaar) bedraagt 0,02-0,04%, hetgeen betekent dat een huisarts gemiddeld eenmaal per jaar een nieuwe patiënt met RA op zijn spreekuur ziet. Het aantal patiënten dat met deze ziekte bekend is (prevalentie) neemt toe met de leeftijd, omdat het een chronische ziekte betreft, die men in de regel voor de rest van zijn leven heeft. Desalniettemin is van alle patiënten met RA de helft jonger dan vijfenzestig jaar.

Aparte vermelding verdient de categorie jeugdreuma (juveniele

chronische artritis), waarvan Nederland naar schatting 4000 pa-
tiëntjes telt.

Aard van de ziekte

De gewrichtsontsteking is het fundamentele kenmerk van RA en
leidt tot pijn, stijfheid, functiebeperking en een afbraak van kraakbeen, bot en gewrichtskapsel. Hoewel de aandacht bij reumatoïde artritis vooral uitgaat naar de gewrichtsafwijkingen, is er in feite sprake
van een systeemziekte, die op het gehele lichaam ingrijpt. RA leidt
niet alleen tot een mechanische handicap, maar de patiënt is ook
ziek: er is sprake van bloedarmoede, vermoeidheid en spierafbraak.
Deze symptomen dragen bij tot de uiteindelijke mate van handicap.
Naast de bekende afwijkingen aan de gewrichten kan een ziekte als
reumatoïde artritis zich (in 10-20% van de gevallen) ook manifesteren in de inwendige organen: de zogenoemde *extra-articulaire manifestaties*, zoals subcutane noduli, ontsteking van longvliezen en/of
het hartzakje (pleuritis, pericarditis) en vasculitis (ontsteking van
bloedvaatjes die kan leiden tot diepe necrotiserende ulcera en neuropathie).

De beperkingen die de patiënt met RA ondervindt, kunnen leiden tot
een ernstige ontregeling van het dagelijkse leven. Dit resulteert in
een afname van de zelfredzaamheid en dientengevolge een toename
van de afhankelijkheid.

Het stellen van de diagnose

De diagnose RA wordt gesteld op basis van een combinatie van
anamnese, lichamelijk onderzoek, laboratoriumonderzoek en de bevindingen bij röntgenonderzoek. Goede klinische vaardigheden zijn
een eerste voorwaarde voor het stellen van de diagnose RA in een zo
vroeg mogelijk stadium van de ziekte. Vroeg in die zin, dat de gewrichtsbeschadiging nog beperkt is.

In de eerste plaats moet worden vastgesteld of er sprake is van
artritis. In tweede instantie moet worden gedifferentieerd tussen de
verschillende vormen van polyartritis. Dit gebeurt onder meer op
grond van het klachtenpatroon, de distributie van de aangedane gewrichten en eventueel begeleidende verschijnselen. Dit is van groot
belang voor het instellen van een juiste behandeling.[2]

Laboratoriumonderzoek

Algemene verschijnselen van ontsteking zoals een verhoogde
bloedbezinking (BSE), kunnen een indruk geven over de activiteit en
de uitgebreidheid van de ziekte. Het is van belang dat men zich reali-
seert, dat met name wanneer de gewrichtsontsteking beperkt is tot

de kleine gewrichtjes van handen en/of voeten, de BSE niet altijd buiten het 'normale' bereik hoeft te vallen. Met andere woorden: een normale BSE sluit het bestaan van RA niet uit.[2]

Andere verschijnselen die passen bij een chronisch ontstekingsproces zijn anemie als gevolg van een onderdrukking van de bloedaanmaak door ontstekingsproducten (cytokinen), en een toename van het aantal leukocyten en trombocyten.

Een serologische bepaling met een redelijke mate van specificiteit is de reumafactortest (RF-test). Een positieve RF-test bij iemand met artritis is een sterk argument voor de diagnose RA. Als de patiënt echter geen artritis heeft, heeft hij ook geen reumatoïde artritis, hoe de uitslag van de reumafactortest ook uitvalt (de pretest-waarschijnlijkheid van de ziekte is bepalend voor de waarde van de test). Wel kan men er op voorhand van uitgaan, dat er een kans van minimaal 5% bestaat op een positieve test zonder dat er sprake is van enige ziekte. Alle mensen hebben namelijk RF in hun bloed, maar RA-patiënten hebben in de regel hogere spiegels. De scheidslijn tussen een positieve en een negatieve test is arbitrair en wordt zodanig gekozen dat maximaal 5% van een open populatie een positieve test heeft. Ook een negatieve uitslag is van beperkte waarde. Bij een patiënt met een beginnende reumatoïde artritis kan de reumafactortest (nog) negatief zijn en pas later in het beloop van de ziekte positief worden.[3]

Röntgenonderzoek

Röntgenfoto's van de handen en voorvoeten zijn het meest geschikt om vroege afwijkingen passend bij reumatoïde artritis op het spoor te komen. Foto's van andere gewrichten worden alleen gemaakt, wanneer er klinisch aanwijzingen zijn voor artritisactiviteit. Het duurt in de regel enige tijd voordat afwijkingen op de röntgenfoto zichtbaar worden, zodat er in het beginstadium van de ziekte nog niet noodzakelijkerwijs afwijkingen zichtbaar hoeven te zijn.[4]

Comorbiditeit

Intolerantie voor medicamenten

Intolerantie voor bepaalde medicamenten is op zichzelf vaak ongevaarlijk (de patiënt voelt zich beroerd, maar er is geen sprake van orgaanschade). Er is echter een probleem wanneer een behandeling die de levenskwaliteit aanzienlijk kan verbeteren niet mogelijk is: dit is bijvoorbeeld het geval bij intolerantie voor NSAID's (niet-steroïdale anti-inflammatoire middelen), die resulteert in een beperking van de functionele capaciteit, en bij intolerantie voor DMARD (tweedelijns antirheumatica), die resulteert in een toename van de gewrichtsbeschadiging en een slechtere algemene conditie.

Bijwerkingen in engere zin zijn met name de beschadiging van het maagslijmvlies door NSAID-gebruik, en afwijkingen in het bloedbeeld en leverfunctiestoornissen door DMARD. Om deze risico's tot een aanvaardbaar niveau te beperken is bij het gebruik van DMARD regelmatige laboratoriumcontrole noodzakelijk (eenmaal per twee tot vier weken).

Comorbiditeit in engere zin

Patiënten met reumatoïde artritis blijken in de helft van de gevallen ook nog een of meer andere chronische aandoeningen te hebben die van invloed zijn op de kwaliteit van leven. In 20% van de gevallen wordt deze bijkomende morbiditeit zelfs als zodanig ernstig gekwalificeerd, dat zij invloed kan hebben op de omvang van depressieve kenmerken en het sociale netwerk, en op de score van meetinstrumenten voor de kwaliteit van leven zoals de AIMS (*Arthritis Impact Measurement Scales*). Dit betekent dat er gemakkelijk een *bias* kan optreden bij het interpreteren van de functionele status van patiënten met reumatoïde artritis, als er geen controle voor comorbiditeit wordt opgenomen.[5,6]

Er zijn vooralsnog geen overtuigende argumenten dat er sprake is van een meer dan toevallig samengaan van twee aandoeningen met uitzondering wellicht van de combinatie reumatoïde artritis en auto-immuun-schildklieraandoeningen.

7.2 GEVOLGEN VAN REUMATISCHE AANDOENINGEN

7.2.1 Functionele gevolgen

De patiënt met een reumatische aandoening is veelal moe, pijnlijk en stijf. De gewone alledaagse bezigheden kosten hem veel extra inspanning en tijd en leiden al snel tot (relatieve) overbelasting. Hoewel veel mensen denken dat pijn het grootste probleem is, blijken de meeste reumapatiënten de afhankelijkheid van anderen en het ondervinden van beperkingen als belangrijkste problemen te ervaren. Het is daarbij opmerkelijk dat patiënten op het platteland de afhankelijkheid van anderen minder als een probleem ervaren dan patiënten in de stad.

7.2.2 Psychosociale gevolgen

De reumatische aandoeningen kunnen ook grote invloed hebben op het gezin en de rol van de gezinsleden. De relatie met de partner verandert. In het bijzonder patiënten die zeer sterk afhankelijk zijn van hun partner geven aan dat hun relatie is verslechterd. Patiënten die minder afhankelijk zijn van anderen geven daarentegen een goede of zelfs verbeterde relatie aan, ondanks seksuele problemen die als direct of indirect gevolg van de ziekte kunnen ontstaan. De meeste mensen hebben iemand met wie ze over de ziekte en de daarbijbehorende problemen kunnen praten. Meestal bespreekt men de problemen met familieleden, huisgenoten en buren, en in mindere mate met de specialist of huisarts. De meesten hebben wel iemand die bereid is om hen te helpen.

Hoewel patiënten vaak aangeven dat zij hun ziekte hebben geaccepteerd, blijven veel van hen problemen houden met het sterk wisselende karakter van de ziekte en met de onzekerheid ten aanzien van de toekomst. RA-patiënten hebben dikwijls grote moeite met de ziekte; hun zelfbeeld is beschadigd, hun toekomstbeeld is veranderd en opvallend vaak blijkt er sprake te zijn van schuldgevoelens. De sociale contacten zijn dikwijls afgenomen door een verminderde mobiliteit, door het verlies van een baan en door het feit dat veel hobby's en sporten niet meer kunnen worden gedaan. Ook de slechte toegankelijkheid van openbare gebouwen is een beperkende factor.

7.2.3 Financiële gevolgen

Reumatische aandoeningen leggen een fors beslag op de algemene middelen.[7] Naast de kosten voor de maatschappij zijn er ook dikwijls aanzienlijke financiële consequenties voor de individuele situatie van de patiënt met een chronische ziekte, onder meer door verlies van werk, door extra kosten als gevolg van bezoek aan artsen en hulpverleners, en door extra kosten voor medicijnen, voor extra hulp thuis en voor aanpassingen in huis.

7.2.4 Gevolgen voor werk

Aandoeningen van het bewegingsapparaat, waaronder reumatische ziekten, vormen de belangrijkste oorzaak van arbeidsongeschiktheid. De kosten hiervan bedragen jaarlijks ruim 5 miljard gulden. Per ziekte zijn er grote verschillen met betrekking tot arbeidsongeschiktheid. Van patiënten met reumatoïde artritis jonger dan 65 jaar blijkt 82% niet te werken, waarvan de helft vanwege de reumatische aandoening. Bij patiënten met de ziekte van Bechterew bleek 67% betaalde arbeid te verrichten. De getalsmatig belangrijkste oorzaak van arbeidsverzuim door klachten van het bewegingsapparaat is aspecifieke lage rugpijn (50%).[8]

Een reumapatiënt is gemiddeld per etmaal twee uur kwijt aan de ziekte en haar gevolgen. Voor de meeste reumapatiënten betekent dit in eerste instantie een reductie van de vrije tijd. Het gevolg is dan dat, hoewel er juist extra tijd nodig zou zijn om te recupereren van een werkdag, er in feite minder tijd beschikbaar is. Een ander probleem is het dikwijls sterk wisselende karakter van de ziekte, waarvoor flexibele werktijden erg belangrijk zijn. Ook het realiseren van aanpassingen op de werkplek kan een struikelblok zijn.9

7.2.5 Gevolgen voor vervoer

Vervoersfaciliteiten zijn voor reumapatiënten van groot belang voor hun zelfredzaamheid en voor de invulling van hun werk en sociale leven. Vervoersvoorzieningen in de vorm van individuele financiële vergoedingen kunnen iemand in staat stellen familie of kennissen te bezoeken en bijvoorbeeld eens te gaan winkelen. Ook ten aanzien van het bezoek aan polikliniek, fysiotherapeut, groepsoefentherapie enzovoort is een goede vervoersvoorziening belangrijk.

De patiënt zal met de huidige regelingen primair aangewezen zijn op collectief vervoer. Het reizen met openbaar vervoer en met de huidige deeltaxi kan echter voor reumapatiënten aanzienlijke problemen opleveren: te hoge instap, lang wachten op tochtige plaatsen, het sjouwen met tassen en koffers, te krappe overstaptijden enzovoort. Wanneer de patiënt niet zelf kan fietsen en/of autorijden is hij op mantelzorg en/of een vervoersvoorziening aangewezen. Voor het overbruggen van afstanden in de directe omgeving kan een elektrische 'scooter' uitkomst bieden.

7.3 BEHANDELING EN ZORG

7.3.1 Medicamenteuze behandeling

De medicamenten die worden gebruikt voor de behandeling van RA kunnen worden verdeeld in twee groepen:
- de niet-steroïdale anti-inflammatoire middelen (NSAID's);
- de tweedelijns antirheumatica, ook wel aangeduid als disease modifying anti-rheumatic drugs (DMARD's).

De NSAID's zijn met name bedoeld voor de bestrijding van de symptomen van de gewrichtsontsteking en hebben geen invloed op het verloop van de ziekte zelf. De tweedelijns antirheumatica zijn bedoeld om de activiteit van de ziekte zelf zoveel mogelijk te onderdrukken.

NSAID's

NSAID's staat voor niet-steroïde anti-inflammatoire middelen. Deze hebben een pijnstillende, koortswerende en ontstekingsremmende werking. Het ontstekingsremmende effect berust op een remming van de prostaglandinesynthese. De prostaglandines (PG) spelen een belangrijke rol in het ontstekingsproces en zijn onder meer verantwoordelijk voor de klachten over pijn en stijfheid. Een behandeling met NSAID's kan dan ook resulteren in een aanzienlijke afname van deze klachten. Hierdoor nemen de bewegingsmogelijkheden toe, waardoor ook de oefentherapie effectiever kan zijn. Op deze wijze kan het optreden van onnodige bewegingsbeperking en functieverlies in belangrijke mate worden voorkomen. Een beperkende factor is het optreden van maagklachten, waardoor 20% van de patiënten deze middelen slecht verdraagt. Een stap voorwaarts is de ontwikkeling van NSAID's die selectief de prostaglandineproductie ter plaatse van het ontstekingsproces remmen en de maag ongemoeid laten: de selectieve COX-2-remmers.[10]

Tweedelijns antirheumatica (DMARD's)

De activiteit van het ziekteproces zelf kan in veel gevallen aanmerkelijk worden gereduceerd met de zogenaamde disease modifying anti-rheumatic drugs (DMARD's), ook wel aangeduid met de term tweedelijns antirheumatica. Voorbeelden hiervan zijn sulfasalazine, methotrexaat (MTX), goudpreparaten en hydroxychloroquine. Het duurt in de regel enkele maanden voor deze middelen effect hebben. In ernstige gevallen kan het noodzakelijk zijn een dergelijke aanloopperiode te overbruggen met corticosteroïden (prednisolon). Bij elk van deze middelen behoort een specifiek controleschema om eventuele bijwerkingen tijdig te signaleren.

De laatste jaren is de behandeling aangescherpt en wordt er al in een zo vroeg mogelijk stadium begonnen met DMARD's.

Het is aannemelijk dat binnenkort een nieuwe generatie zeer krachtige ontstekingsremmende middelen beschikbaar zal komen voor de behandeling van RA.[11-13]

Lokale injectietherapie

Wanneer er plaatselijk in een of enkele gewrichten sprake is van activiteit van de reumatoïde artritis, terwijl de ziekte overigens in een rustige fase verkeert, kan door middel van plaatselijke toediening van corticosteroïden rechtstreeks in het betrokken gewricht, dikwijls een aanzienlijke verbetering worden bereikt. Daarvoor is een escalatie van de overige medicamenteuze behandeling niet noodzakelijk.

7.3.2 Reumachirurgie

In vroeger jaren was artrodese (verstijving van een gewricht) de enige therapeutische mogelijkheid wanneer ten gevolge van het chronische ontstekingsproces een gewricht geheel kapotgegaan was. Toen aan het einde van de jaren zestig de heupartroplastiek (kunstheup) en later ook de knieartroplastiek (kunstknie) werden geïntroduceerd, konden veel patiënten met een al langer bestaande reumatoïde artritis op een goede wijze worden geholpen. Het vervangen van een kapot gewricht leidt tot een afname van de pijn en een verbetering van de functie. Aanvankelijk kwamen met het oog op de te ver-

wachten beperkte levensduur van de kunstgewrichten alleen de oudere patiënten voor deze operaties in aanmerking. Tegenwoordig
worden ook jongere patiënten geopereerd. De kwaliteit van de prothesen en van de operatietechnieken neemt steeds verder toe. Het is
inmiddels ook mogelijk om prothesen te wisselen. Naast de momenteel algemeen toegepaste prothesen voor heupen, knieën, schouders,
ellebogen en MCP-gewrichten, worden ook prothesen voor andere gewrichten, zoals polsen en enkels, ontwikkeld.[14]

7.3.3 Andere behandelvormen

Als er sprake is van loopproblemen ten gevolge van klachten van
de voorvoet door beschadiging van de MTP-gewrichten, dan is een
mechanische benadering nodig in de vorm van een aanpassing van
de schoen. Met vervroegde en versterkte afwikkeling en een individueel voetbed is het mogelijk de belasting van de MTP-gewrichten in
belangrijke mate te reduceren.

7.3.4 Paramedische zorg

Fysiotherapie

Met name de oefentherapie is een essentieel onderdeel van de
behandeling van reumatische aandoeningen. Oefentherapie kan in
drie vormen gegeven worden:
1   passief om de beweeglijkheid zo goed mogelijk te houden en te
voorkomen dat gewrichten gaan 'vastzitten';
2   actief: met name gericht op het verbeteren van de bewegingsmogelijkheden en spierversterking;
3   actief gericht op verbetering van de algemene conditie.

De tweede vorm is van groot belang voor de stabiliteit van de gewrichten. Voorafgaande applicatie van warmte/koude is belangrijk,
omdat daardoor een tijdelijke afname van de pijn en de stijfheid kan
worden bereikt, resulterend in een hoger rendement van de oefentherapie. Belangrijk is ook de advisering bij het gebruik van loop-
hulpmiddelen. Een additioneel voordeel van fysiotherapie is gelegen
in de aandacht voor de patiënt en voor de ziekte. Dit heeft een positieve invloed op de verwerking, dan wel acceptatie van de ziekte en
schept de mogelijkheid voor aanvullende uitleg (bijvoorbeeld over
leefregels).
Naast de individuele fysiotherapeutische behandeling wordt
door reumapatiënten in toenemende mate gebruikgemaakt van door
de patiëntenvereniging georganiseerde groepsoefentherapie in extra
verwarmd water.[15]

Ergotherapie

In de realisering van maatregelen die gericht zijn op de diverse vormen van aanpassing spelen de ergotherapeuten een belangrijke rol. Het begrip aanpassing kan op verschillende manieren worden benaderd. Om te beginnen wordt hieronder verstaan het gebruik van hulpmiddelen, waarmee de patiënt in staat wordt gesteld een niet-aangepaste omgeving te hanteren. Dit is bijvoorbeeld het gebruik van speciale handgrepen, waarmee men wel een gewone sleutel in het slot kan omdraaien en waarmee men wel in staat is een gewone kraan open en dicht te draaien. De patiënt past zich op deze wijze aan zijn omgeving aan. Wanneer een aangepaste kraan of een elektrische deuropener wordt gemonteerd, is er sprake van aanpassing van de directe leefomgeving aan de patiënt. Ten slotte kan er ook nog sprake zijn van een meer algemene aanpassing van de omgeving in de zin van bijvoorbeeld de toegankelijkheid van openbare gebouwen.

Een iets andere benadering van het begrip aanpassing is de aanpassing van de patiënt aan zijn ziekte, bijvoorbeeld in de vorm van ergonomische instructie . Ook het aanleren van alternatieve mogelijkheden om een aantal essentiële dagelijkse handelingen toch te kunnen verrichten valt hieronder. Denk daarbij aan zitten, liggen, opstaan uit een stoel, het afgieten van de aardappelen, het vastmaken van een knoopje, het aantrekken van kousen, enzovoort. Een belangrijk aspect van de ergonomische instructie is het aanleren van technieken om de dagelijkse bezigheden op een dusdanige wijze te verrichten, dat de gewrichten niet onnodig en niet op een verkeerde manier worden belast. Dit aspect is samen te vatten met de term gewrichtsbeschermende maatregelen. Hieronder valt ook het leren omgaan met een beperkt energie- en bewegingsbudget.

Zowel bij hulpmiddelen als bij leefregels is het van belang om onderscheid te maken tussen wat nodig is op grond van de actuele situatie en maatregelen met een preventief karakter.

Verpleegkundig reumaconsulenten

Op een toenemend aantal reumapoliklinieken is een verpleegkundig reumaconsulent (vrc) werkzaam (in Nederland werken momenteel zestig vrc's). De vrc heeft een aanvullende taak op velerlei gebied, zowel intra- als extramuraal. Hij of zij heeft een adviserende, ondersteunende en voorlichtende rol, doet veel 'ombudswerk' en houdt een eigen spreekuur, waar patiënten hem of haar ook op eigen initiatief kunnen consulteren. Er is geregeld overleg met adviserende en uitvoerende instanties die zich bezighouden met de vele voorzieningen op allerlei gebied, zoals ABP, gemeentes, bedrijfsvereniging-en en zorgverzekeraars. De vrc heeft toegang tot medische gegevens om deze functie zo goed mogelijk te kunnen uitvoeren. De ondersteuning van de patiënt door de vrc wordt zoveel mogelijk op maat gesneden en kan variëren van een luisterend oor tot onderhandeling namens de patiënt.

Reumapatiëntenverenigingen

De reumapatiëntenbond is het landelijk overkoepelend orgaan van plaatselijke reumapatiëntenverenigingen. De bond heeft een belangrijke aanzet gegeven tot de toenemende politieke bewustwording van de achterstandspositie en de specifieke problematiek van chronisch zieken. Naast de reumapatiëntenverenigingen is er nog een aantal landelijke verenigingen waarin patiënten met andere reumatische aandoeningen zijn georganiseerd, zoals de sle-patiëntenvereniging (voor systemische lupus erythematosus), de fes-patiëntenvereniging (voor fibromyalgie), en de Sjögren-patiëntenvereniging.

De patiëntenverenigingen vervullen een belangrijke functie bij de organisatie van de groepsoefentherapie in extra verwarmd water, bij de afspraken met zorgverzekeraars over de organisatie van kuurreizen, en bij de informatieverstrekking aan patiënten door patiënten.

7.4 SAMENVATTING VAN KNELPUNTEN

Vertraging in het stellen van de diagnose leidt tot onnodig leed en onzekerheid bij de patiënt en draagt het risico in zich van de ontwikkeling van ziektegedrag.

De snelle vooruitgang in de medische behandelmogelijkheden van ra kan alleen dan optimaal ten goede komen aan de patiënten als ook het gehele spectrum van ondersteunende maatregelen op het gebied van paramedische en psychosociale zorg in voldoende mate toegankelijk is.

Voor patiënten met reumatische aandoeningen is het van essentieel belang dat er transmurale protocollen worden ontwikkeld, waarin zodanige afspraken worden gemaakt over de (deel)taken die de verschillende hulpverleners hebben, dat een integraal zorgpakket kan ontstaan.

REFERENTIES
1   Maas IAM, Gijsen R, Lobbezoo IE, et al. Volksgezondheid Toekomst Verkenning. RIVM. Maarssen: Elsevier/De Tijdstroom, 1997:553-60.
2   Bijlsma JWJ, et al, redactie. Leerboek reumatologie. Houten: Bohn Stafleu Van Loghum, 1992.
3   Leeuwen MA van, Limburg PC. Serologische diagnostiek bij reumatoïde artritis. Ned Tijdschr Geneeskd 1991;135:2267-9.
4   Heijde DM van der, Boers M. De waarde van rontgenfoto's bij reumatoïde artritis. Ned Tijdschr Geneeskd 1997;141:1725-30.

5   Schellevis FG, et al. Comorbidity of chronic diseases in general practice. J Clin Epidemiol 1993;46:469-73.
6   Berkanovic E, Hurwicz M. Rheumatoid arthritis and comorbidity. J Rheumatol 1990;17:888-92.
7   Maatschappelijke Kosten van chronische ziekten. Nederlands Economisch Instituut, Nr768, 1992. Verhoef BM, Bierne EB, Rotterdam.
8   Wevers CWJ, et al. Arbeidsmarktpositie chronisch zieken. NIPG-TNO i.o.v. de Nationale Commissie Chronisch Zieken. Zoetermeer, juli 1993.
9   Rijswijk MH van, Rasker JJ. Verminderde kwaliteit van leven en levensduur bij patiënten met reumatoïde artritis. Ned Tijdschr Geneeskd 1991;135:312-3.
10   Bijlsma JW, Putte LBA van de. Niet-steroïde anti-inflammatoire medicijnen (NSAID's) met minder bijwerkingen door selectieve remming van cyclo-oxygenase-2. Ned Tijdschr Geneeskd 1998;142:1762-5.
11   Heijde DM van der, Boers M. Gunstige resultaten van vroege tweedefasemedicatie bij reumatoïde artritis. Ned Tijdschr Geneeskd 1997;141:1725-30.
12   Breedveld FC. Een nieuwe benadering van reumatoïde artritis. Ned Tijdschr Geneeskd 1997;141:717-9.
13   Breedveld FC, Putte LB van de. Immuuntherapie bij reumatoïde artritis; huidige stand van zaken. Ned Tijdschr Geneeskd 1996;140:1255-9.
14   Soesbergen RM van, Hamelynck KJ. De operatieve behandeling van reumatoïde artritis. Ned Tijdschr Geneeskd 1991;135:2270-3.
15   Oosterveld FGJ, Pelt RAGB van. Fysiotherapie bij reumatische aandoeningen. Utrecht: wetenschappelijke Uitgeverij Bunge, 1993.

8 COPD

R.M.J.L. van der Heijde, J-W.J. Lammers

Mevrouw B. is 69 jaar oud. Zij is al jaren bekend bij de longarts met een ernstig obstructief gestoorde longfunctie na een leven lang gerookt te hebben. Zij heeft ernstige *dyspnoe d'effort*: traplopen bijvoorbeeld gaat nauwelijks. Door de benauwdheid komt zij het huis niet veel meer uit. Gelukkig krijgt ze veel hulp van mensen uit haar omgeving wat betreft de huishouding. Zij gebruikt als medicatie drie- tot viermaal daags ipratropiumbromide als inhaletten, een poederinhalatie, en bij exacerbaties krijgt zij prednison stootkuren per os. Dit laatste gebeurt ongeveer viermaal per jaar.

Bij lichamelijk onderzoek valt de dyspnoe met gebruik van de hulp-ademhalingsspieren op. Zij is de laatste jaren sterk vermagerd. De thorax is tonvormig vergroot met geringe ademexcursies. Bij auscultatie wordt over de longen zeer zacht ademgeruis gehoord.

Mevrouw B. heeft bij longfunctieonderzoek een FEV1 (waarde van wat men geforceerd in 1 seconde kan uitblazen) die 36% van de voorspelde waarde bedraagt en die irreversibel is na medicatie. De FEV1/VC-ratio is sterk verlaagd en de vorm van de flow-volumecurve past bij een ernstige perifere luchtwegobstructie. Voorts is er een verhoging van de totale longcapaciteit (TLC) en van het residuale longvolume (RV). De diffusiecapaciteit is gedaald naar 48% van de voorspelde waarde. De arteriële bloedgasanalyse laat een te lage arteriële zuurstofspanning (PaO2) zien.

De longarts schreef als conclusie in de brief aan de huisarts, dat er sprake is van een ernstig obstructief gestoorde longfunctie met hyperinflatie en verlaagde diffusie.

Twee maanden later wordt mevrouw B. gezien op de afdeling spoedeisende hulp van het ziekenhuis. Zij is door haar huisarts ingestuurd vanwege toename van de benauwdheid, hoesten en opgeven van geelgroen sputum. Deze klachten bestaan eigenlijk al anderhalve week. Zij heeft inmiddels enkeloedeem gekregen. Er blijkt sprake te zijn van een exacerbatie van haar COPD met een verdere daling van de PaO2 en een gedecompenseerd cor pulmonale. Mevrouw B. wordt opgenomen op de longafdeling en er worden corticosteroïden en antibiotica (toch ook maar voor de zekerheid) toegediend, en tevens zuurstof gegeven. Daarnaast krijgt zij diuretica en worden bronchusdilaterende medicijnen toegediend via een vernevelapparaat. In de loop van de daaropvolgende weken knapt zij langzaam op, kan zij weer gaan mobiliseren en uiteindelijk weer naar huis. Wel is zij angstig geworden om alleen thuis te moeten zijn.

Gezien het lage zuurstofgehalte van het bloed (hypoxemie), de sterke *dyspnoe d'effort* en de neiging tot decompensatio cordis rechts, valt te overwegen mevrouw B. thuis ook zuurstof via een neusbrilletje te geven. Zij wil dit echter zelf niet uit cosmetisch oogpunt en omdat zij dit een teken vindt dat het slecht met haar gaat.

Een andere overweging is om haar inhalatiemedicatie te veranderen in een dosis-aërosol met een voorzetkamer of als verneveling met een apparaat. Dit is vaak gemakkelijker bij patiënten met een slechte longfunctie dan poederinhalatie.

Natuurlijk wordt haar opnieuw aangeraden om te stoppen met roken (dit laatste is eigenlijk de allerbelangrijkste therapie!).

8.1 COPD

Chronic obstructive pulmonary disease (COPD) is een ziekte die in de afgelopen jaren een toename laat zien in morbiditeit en mortaliteit.[1-4] De klachten bestaan uit benauwdheid en/of hoesten met opgeven van sputum gedurende langere tijd. Er is een daling van de maximale *expiratoire flow*, die niet veranderd is gedurende meerdere maanden.[3,5,6] De luchtwegobstructie reageert meestal niet op bronchodilaterende medicatie en is langzaam progressief over de jaren. Bij COPD is er meestal sprake van een combinatie van presentatievormen, waarbij bij de ene patiënt meer de nadruk ligt op bronchitis en bij de andere meer op emfyseem.

Chronische bronchitis is gedefinieerd als het chronisch ophoesten van sputum gedurende minimaal drie maanden per jaar, gedurende minimaal twee jaar en niet ten gevolge van een andere specifieke pulmonale oorzaak.[7]

Emfyseem is officieel anatomisch gedefinieerd door permanente destructie (vernietiging) van luchtwegen distaal van de bronchioli terminales zonder duidelijke fibrose.[8]

Tot enige jaren geleden werd gesproken over CARA.[4,9] Deze term omvatte enerzijds COPD en anderzijds astma. Omdat echter de pathogenese (ontstaanswijze) en de aard van de ontstekingsreactie essentieel verschillen tussen deze twee beelden, is nu bijna overal afgestapt van de benaming CARA.

8.1.1 Anamnese en diagnostiek

De anamnese bij COPD vermeldt vrijwel altijd roken gedurende vele jaren. De primaire klachten bestaan uit een meestal productieve hoest met name 's ochtends en benauwdheid bij inspanning, later ook in rust. Bij inademen van prikkelende stoffen of mist krijgt de patiënt vaak meer klachten. Een sterke toename van de hoeveelheid of een verandering van de kleur van het sputum dat wordt opgegeven, en meer benauwdheid duiden op een exacerbatie van de ziekte. Bij lichamelijk onderzoek worden vaak een tonvormige thorax, hypersonore percussietoon en verminderde ademexcursie geconstateerd. Bij auscultatie is er zacht ademgeruis met of zonder piepende of brommende rhonchi (reutels) en verlengd expirium. Daarnaast kunnen fijne of grove discontinue crepitaties (knetterend geluid) gehoord worden. Het gebruik van hulpademhalingsspieren en het tegen nagenoeg gesloten lippen uitademen (*pursed-lip breathing*) worden nogal eens in late stadia van COPD gevonden. Vermagering kan ook optreden in een later stadium. Enkeloedeem en andere stuwingsverschijnselen wijzen op een cor pulmonale. Bij hoofdpijn 's ochtends moet men denken aan hypercapnie (verhoogd kooldioxidegehalte) ten gevolge van hypoventilatie 's nachts.

De longfunctie laat een verlaging zien van de FEV1 en FEV1/VC-ratio die nauwelijks reageert op bronchusverwijdende medicatie, wijzend op irreversibele bronchusobstructie.[5] De inschatting van de mate van COPD gebeurt op basis van de FEV1 (zie tabel 8-1).

Tabel 8-1 Indeling van de ernst van COPD gebaseerd op de FEV1 [5]

Ernst van COPD	FEV1, % voorspeld[3]
mild	≥ 70
matig	50-69
ernstig	< 50

Voorts is er een verhoging van de TLC en RV op basis van hyperinflatie, en is er een verlaagde diffusiecapaciteit. Bronchiale hyperreactiviteit wordt soms gevonden bij COPD. Probleem is dat er vaak een slechte correlatie is tussen de benauwdheid en de longfunctie.[5] Het beloop van de FEV1 over de tijd is van belang om inzicht in de achteruitgang te krijgen. Luchtwegobstructie en verlies van elastische re-tractiekracht resulteren in het ontstaan van een inademingsstand van de thorax. De ademarbeid neemt toe, maar kracht en uithou-dingsvermogen van de inademingsspieren nemen af. In een verge-vorderd stadium van COPD kunnen hypoxemie (te laag zuurstofge-halte) en hypercapnie ontstaan.

De thoraxfoto bij emfyseem is gekenmerkt door laagstaande, vlak verlopende diafragmata, een vergrote retrosternale ruimte en voor-achterwaartse diameter, vaatleegte van de longvelden en bullae. Tegenwoordig kan met behulp van een hoge-resolutie-CT-scan van de thorax de diagnose emfyseem gesteld worden.

Belangrijke oorzaken van COPD zijn: roken (in verreweg de meeste gevallen) en alfa-1-antitrypsinedeficiëntie.

Differentiaaldiagnostisch moet gedacht worden aan chronisch astma, bronchiëctasieën, cystic fibrosis en bronchiolitis obliterans. Voorts kunnen dyspnoe en hoesten optreden bij het bestaan van een tumor in de luchtwegen. Ook het bestaan van een gedestrueerde long kan dergelijke klachten veroorzaken.[3]

8.1.2 Behandeling

Doel van de behandeling van COPD is vermindering van de klachten en verbetering van de levenskwaliteit, en zo mogelijk ver-lenging van de levensduur met een vermindering van de jaarlijkse af-name in longfunctie. Exacerbaties moeten worden voorkomen en als deze optreden zo snel mogelijk adequaat behandeld worden.

Stoppen met actief en passief roken blijft de belangrijkste behandel-stap,[4,10] die de patiënt en zijn omgeving zelf moet(en) nemen. He-laas is er niet in alle gevallen een verbetering in de longfunctie vast te stellen na het stoppen met roken. Wel wordt verdere verslechtering voorkomen. Als hulp bij het stoppen met roken kunnen genoemd worden: het volgen van een antirookcursus en het tijdelijk gebruiken van nicotinepleisters of -kauwgum.

In tabel 8.2 worden de stappen in de onderhoudsbehandeling van COPD weergegeven.

De therapie in de stabiele fase van COPD bestaat uit bronchusverwij-dende inhalatiemedicatie. Theofyllinepreparaten worden in sommi-ge gevallen voorgeschreven.

De rol van anti-inflammatoire therapie (met inhalatie-corticosteroï-den) staat nog ter discussie[11,13], evenals die van antioxidantia.[12] Orale corticosteroïden hebben wel een effect op het verloop van COPD, doch men moet het gebruik hiervan goed afwegen tegen de vele bijwer-kingen ervan.

Tabel 8.2   Stappen in de onderhoudsbehandeling van COPD[10, 13]

Stap 1:
Preventieve maatregelen: stoppen met roken. Ook roken door huisgenoten wordt ontraden.

Stap 2:
Behandeling met kortwerkende bronchusverwijdende inhalatiemedicatie:
1 anticholinergicum (ipratropiumbromide);
2 of een bèta2-sympathicomimeticum (salbutamol, terbutaline of fenoterol);
3 bij onvoldoende effect na twee weken van het anticholinergicum of bèta2-sympathicomimeticum, dit medicament stoppen en overstappen op het andere medicament;
4 wanneer dit ook onvoldoende werkzaam is, dan combineren van beide geneesmiddelen;
5 indien de nachtrust ondanks continu gebruik van een kortwerkend bèta2 sympathicomimeticum en ipratropiumbromide verstoord wordt door dyspnoe, kan een langwerkend bèta2-sympathicomimeticum gegeven worden;
6 indien er, ondanks optimale therapie met bronchusverwijdende medicatie per inhalatie, toch nog klachten blijven bestaan kan theofylline gegeven worden.

Stap 3:
Proefbehandeling met inhalatiecorticosteroïden gedurende 3 tot 6 maanden. Dit is met name te overwegen bij atopie en/of astma in de voorgeschiedenis en voorts bij snelle achteruitgang in de FEV1;
Proefbehandeling gedurende zes maanden met acetylcysteïne bij recidiverende exacerbaties (naar het effect van acetylcysteïne loopt momenteel een multicentre-onderzoek).

De therapie bij lichte exacerbaties bestaat uit verhoging van de dosis kortwerkende bronchusverwijdende medicatie. Bij ernstige exacerbaties zullen daarnaast oraal of intraveneus corticosteroïden gegeven worden; antibiotica zullen bij verdenking op een bacteriële infectie en/of een zeer ernstige exacerbatie worden toegevoegd.

Wanneer hypoxemie bestaat, kan zuurstof gegeven worden. De patiënt krijgt deze dan vanuit een cilinder of concentrator via een plastic slangetje in de neus toegediend. Het is gebleken dat toediening van zuurstof gedurende minstens vijftien uur per dag een levensverlengend effect heeft. Ook nemen in veel gevallen de levenskwaliteit en mobiliteit van de patiënt toe.[3,4,14]

Bij een langer bestaande, ernstige copd kan op een gegeven moment respiratoire insufficiëntie optreden, met name bij exacerbaties. Bij ernstige hypoxemie en/of hypercapnie is beademing geïndiceerd. Hierbij moet goed overwogen worden of er nog een reversibele factor zoals een luchtweginfectie meespeelt, want deze patiënten zijn vaak lastig van de beademing te krijgen. Verdere complicaties van copd zijn het cor pulmonale en een pneumothorax.

Een mogelijkheid bij sommige copd-patiënten is het uitvoeren van een bullectomie, indien er zeer grote bullae met dode-ruimteventilatie aanwezig zijn. Chirurgie waarbij het longvolume gereduceerd wordt, is een andere operatietechniek die de laatste tijd in de belangstelling staat.[1] Hierbij worden gebieden met diffuus emfyseem verwijderd bij patiënten met sterke hyperinflatie, waarbij de ademmechanica verstoord is. Deze operatie lijkt te resulteren in een verbetering van de longfunctie en een vermindering van kortademigheid. De duur van het effect van dergelijke operaties is echter helaas meestal beperkt.

Ook enkel- of dubbelzijdige longtransplantatie is de laatste jaren een mogelijkheid. Deze ingreep is echter risicovol en de resultaten zijn erg wisselend.

8.1.3 Bijkomende aandoeningen

Bij patiënten met COPD komen frequent cardiale problemen voor. Dit omdat roken voor beide aandoeningen verantwoordelijk is. Met name kan het moeilijk zijn om bij kortademigheid bij een bekende COPD-patiënt het onderscheid te maken tussen een exacerbatie van de COPD en decompensatio cordis links.

Het is niet verwonderlijk dat longcarcinoom vaker voorkomt bij COPD omdat roken ook van deze ziekte meestal de oorzaak is. De gestoorde longfunctie bij COPD-patiënten kan ernstige therapeutische beperkingen opleveren bij de behandeling van een longcarcinoom.

Verder is er in eindstadia van COPD een verhoogde kans op het krijgen van longembolieën. Bij toegenomen klachten van dyspnoe die men niet kan wijten aan een exacerbatie of aan hartfalen, moet deze diagnose overwogen worden. Het aantonen van longembolieën is echter bemoeilijkt bij een COPD-patiënt.

Osteoporose met eventuele botfracturen treedt versneld op bij het gebruik van systemische corticosteroïden, zoals die bij ernstige COPD gegeven worden. Dit is met name het geval bij vrouwen in de menopauze. Preventief kunnen calcium, vitamine D en/of bisfosfonaten worden gegeven.

Bepaalde operaties (met name van thorax en bovenbuik) kunnen pulmonaal gezien gevaarlijker zijn bij COPD-patiënten.

8.2 FUNCTIONELE GEZONDHEID

De belangrijkste lichamelijke klacht die bij COPD tot disfunctioneren leidt is benauwdheid, met name bij inspanning. Deze treedt het eerst op bij activiteiten als traplopen, strijken, was ophangen en boodschappen doen. Aan werk en hobby's kan op een gegeven moment niet goed meer deelgenomen worden. De COPD-patiënt moet zich leren aanpassen aan zijn of haar beperkingen. Belangrijk daarvoor is naast de premorbide persoonlijkheidsstructuur ook het gedrag van de partner. Het maakt veel verschil of deze zich normaal blijft gedragen, of dat hij/zij overdreven voor de zieke gaat zorgen en hem of haar voor alle mogelijke 'gevaren' wil behoeden.

Patiënten met bronchiale hyperreactiviteit worden ernstig benauwd of gaan hoesten wanneer zij zich in een rokerige omgeving bevinden. Dit leidt tot toename van sociaal isolement: feestjes, cafébezoek, bridgen, enzovoort worden moeilijker of kunnen niet meer. Er zijn ook patiënten die nadelige sociale gevolgen ondervinden door het vele ophoesten van sputum.

In eindstadia van de ziekte kan de patiënt vanwege de dyspnoe nog slechts kleine stukjes lopen, zichzelf moeizaam wassen en aan- of uitkleden. Hij of zij wordt rolstoelgebonden en steeds meer afhankelijk van andere mensen in de omgeving. Sociaal isolement kan optreden doordat het huis niet meer verlaten kan worden. De irreversibiliteit en het terminale karakter van de ziekte maken sommigen emotioneel invalide, ondanks dat zij vaak objectief meer mogelijkheden hebben tot beter functioneren in het leven. Fysische en emotionele restricties maken het moeilijk voor patiënten om goed met problemen om te gaan. Dit leidt tot verminderde kwaliteit van leven met negatieve emoties. In psychologische en persoonlijkheidskarakteristieken verschillen COPD-patiënten op zich echter niet van andere patiënten met een chronische fysieke beperking.[15] De meest gevonden psychologische aandoeningen bij chronisch zieken zijn depressie en angst.[14] Wel speelt dyspnoe bij de COPD-patiënt een additionele rol. De mate waarin de patiënt de dyspnoe ervaart, wordt beïnvloed door psychologische factoren, maar ook door de pre-existente persoonlijke en familiale voorgeschiedenis van psychiatrische ziekte, en obsessionele persoonlijkheidsstructuur. Verergering van dyspnoe komt soms voor zonder enige objectiveerbare toename van de longziekte. Onbewust op een andere manier ademhalen (bijvoorbeeld de adem inhouden) kan deze toename veroorzaken. Zowel passieve emoties (depressie, terugtrekken) als meer actieve gevoelens (angst, boosheid) kunnen een rol spelen. Deze beide psychologische beelden geven een toename van ventilatoire belasting en daarmee dyspnoe. Dit versterkt het gedrag om iedere vorm van emotie te voorkomen. Een vicieuze circel ontstaat met het vermijden van alle (ook positieve) emoties.[15] Dit alles leidt tot een verminderde kwaliteit van leven. De dyspnoe kan enigszins beïnvloed worden door hulp bij eventuele psychologische problemen en voorts via het aanleren van andere ademtechnieken.

Mogelijk leidt verhoging van de CO_2-concentratie bij sommige patiënten tot paniekstoornissen. Vooral bij mensen die altijd al overwegend extrovert waren, zou dit zo zijn. Chronische hypoxemie kan leiden tot veranderd neuropsychologisch functioneren, zoals stoornissen in het geheugen, abstractief denken, aandacht en motoriek.

Veel mensen krijgen een wat betere inspanningstolerantie wanneer zij thuis zuurstof toegediend krijgen, zodat zij weer meer naar buiten kunnen. Sommige patiënten vinden het in hun neus hebben van een zuurstofslangetje echter zó belastend dat zij hiermee de deur niet uit willen. Dit probleem is eventueel te ondervangen door het aanbrengen van een transtracheale zuurstofkatheter.[4,14] Hierbij wordt onder lokale verdoving een dunne zuurstofkatheter rechtstreeks in de trachea ingebracht.

Ook nemen zowel zuurstofcilinders als een -concentrator veel ruimte in beslag, wat een probleem kan zijn bij mensen die krap behuisd zijn.

Huisvesting kan moeilijk zijn, met name als de patiënt zo benauwd is dat hij de trap niet goed meer op kan.

8.3 BENODIGDE ZORG

Medische zorg is zoals hiervoor werd beschreven vaak moeizaam. Idealiter zouden exacerbaties moeten worden voorkomen en zouden patiënten zoveel mogelijk mobiel moeten blijven of weer worden.

Angst bij COPD-patiënten hangt vaak samen met dyspnoe. Toename van dyspnoe resulteert in paniekreacties. Gedragstherapie en ademtechnieken kunnen hiervoor zinvol zijn.[1] Ook de partner kan hierbij eventueel betrokken worden. Bij angst kunnen desnoods anxiolytica voorgeschreven worden, maar men moet er hierbij wel voor waken dat ademdepressie optreedt.

De fysiotherapeutische behandeling van COPD-patiënten richt zich op het verminderen van de luchtwegobstructie, op het verbeteren van de functie van het adembewegingsapparaat en op algemeen uithoudingsvermogen.[16] De luchtwegobstructie wordt vooral bepaald door overmatige mucusproductie (slijmproductie) en luchtwegcollaps. De fysiotherapeut kan een rol spelen bij het beter ophoesten van sputum middels het aanleren van ademhalingsoefeningen, hoesttechnieken, geforceerde expiratietechniek (huffen) en, als er ook bronchiëctasieën zijn, houdingsdrainage. De bijdrage van tapotage is beperkt. Inspanning is ook een effectieve methode om sputum op te hoesten. Met behulp van *pursed-lip breathing*[1,4] wordt collaps van de luchtwegen voorkomen en de dyspnoe verminderd. De inademingsstand van de thorax, die bij patiënten met ernstige COPD optreedt, leidt tot een overwegend thoracale ademhaling. De fysiotherapeut kan een meer diafragmale ademhaling aanleren bij deze patiënten, teneinde de ademhaling efficiënter te laten verlopen. Verder kunnen de inademingsspieren worden getraind via het ademen door een weerstand. Daarnaast kunnen ontspanningsoefeningen helpen bij het ademen. Het doel van bovengenoemde maatregelen is vermindering van dyspnoe. Het beperkte inspanningsvermogen bij COPD-patiënten wordt grotendeels bepaald door de vermindering van de kracht van de perifere spieren. Training en uithoudingsvermogen van deze spieren zijn belangrijk.[16] Algehele lichamelijke training in combinatie met goede voeding resulteert ook vaak in vermindering van het gevoel van dyspnoe en verbetering van de levenskwaliteit.

In de opvang thuis kunnen behalve familieleden ook huisarts, wijkverpleegkundige, gezinszorg, fysiotherapeut en CARA-verpleegkundige een rol spelen. De laatste kan middels een poliklinisch spreekuur voorlichting en begeleiding bij praktische zaken geven. Patiëntenvoorlichting houdt in: vergroten van de kennis van de patiënt over zijn of haar ziekte, opdoen van vaardigheden, mondiger worden en vergroten van de zelfzorg.[17] Kennis bij de patiënt over inhalatietechniek, therapietrouw, hulp bij de keuze van de toedieningsvorm van inhalatiemedicatie, gebruik van zuurstof en hulp bij het stoppen met roken horen ook tot de taken van de CARA-verpleegkundige. Daarnaast kan deze zo nodig hulp inschakelen bij psychosociale begeleiding, de benodigde zorg in de thuissituatie inventariseren, en bemiddelen voor het verkrijgen van vergoedingen voor vervoer en aanpassingen van de woning.

Om een COPD-patiënt therapeutisch op het goede spoor te brengen, is het soms zinvol om hem of haar voor een bepaalde tijd in een longrevalidatiecentrum op te laten nemen.[4] In een dergelijk revalidatiecentrum wordt multidisciplinair aan meerdere punten tegelijk intensief aandacht gegeven. Indicaties voor longrevalidatie zijn gericht op de stoornis en de als gevolg hiervan ontstane beperkingen. De beperkingen die door COPD ontstaan worden bepaald door de stoornis en de persoonlijke reacties hierop. Hierop wordt de therapie gericht. De medicatie wordt zo goed mogelijk ingesteld. Voorts wordt getracht de beperkingen te verminderen door optimalisatie van lichamelijke conditie en psychisch welbevinden. Acceptatie van de ziekte is ook belangrijk.

Aan een longrevalidatieteam kunnen de volgende deskundigen deel hebben: longarts, klinisch fysioloog, fysiotherapeut, bewegingstherapeut, verpleegkundige, psycholoog, maatschappelijk werker, ergotherapeut, diëtist en activiteitenbegeleider. Longrevaliderende therapie begint met een uitgebreide inventarisatie van de stoornissen en beperkingen die er bestaan. Een belangrijk objectief onderdeel is de fietsergometrie, een inspanningstest waarbij hart- en longfunctie worden onderzocht. Aan de hand hiervan wordt een trainingsprogramma opgesteld. Er worden vragenlijsten afgenomen met betrekking tot dagelijkse activiteiten, psychologische klachten en symptomen, en de kwaliteit van leven wordt beoordeeld. De therapiefase bestaat uit velerlei activiteiten: farmacotherapie, fysiotherapie (oefeningen), fysieke training, voorlichting, instructie en psychosociale hulp.

De zorg na ontslag uit het revalidatiecentrum is uiteraard belangrijk. Patiënten die naar huis gaan krijgen een oefenprogramma mee voor thuis. Tijdens terugkomdagen worden de oefeningen herhaald en kan de conditie opnieuw beoordeeld worden. Eventueel kan het oefenprogramma aangepast worden. Ook de psychosociale aspecten worden geëvalueerd en zo nodig wordt ook hiervoor de begeleiding aangepast.

Bij COPD-patiënten met zeer ernstige dyspnoe kan uiteindelijk opname in een verpleeghuis noodzakelijk blijken. In sommige verpleeghuizen wordt tegenwoordig thuisbeademing toegepast in nauw overleg met een centrum voor beademing.

Het Nederlands Astma Fonds is de patiëntenvereniging die zich inzet voor patiënten met astma en COPD. Deze zorgt naast voorlichting over de ziekte en het stimuleren van wetenschappelijk onderzoek ook voor uitstapjes, vakanties en dergelijke voor de patiënten.

8.4 KNELPUNTEN

Het moeilijkste probleem voor de COPD-patiënt is de ontmoedigende situatie van het chronisch benauwd zijn en de steeds terugkerende exacerbaties. De indruk bestaat dat patiënten met meer hulp in de thuissituatie beter af zouden zijn, maar de mogelijkheden hiertoe zijn beperkt. Hierdoor verblijven patiënten vaak onnodig lang in ziekenhuizen.

Ook verloopt de communicatie tussen specialist en huisarts niet altijd optimaal. COPD-patiënten merken dat door gebrek aan onderling overleg de diverse vormen van zorg niet goed zijn afgestemd op elkaar.[18] Een aantal patiënten mist in de huidige zorgverlening voorlichting en begeleiding betreffende de ziekte. Psychosociale begeleiding thuis (maar ook in het ziekenhuis) is vaak verre van optimaal. Een gespecialiseerde verpleegkundige kan een grote rol spelen in de zorg.

Het is vooralsnog onduidelijk wat er zich afspeelt in de luchtwegen bij COPD. Wat er in de fase voordat klachten optreden gebeurt en wat er tijdens exacerbaties precies verandert, is nog onvolledig bekend. Dit maakt het moeilijk om nieuwe medicijnen te ontwikkelen voor preventie en behandeling. Stoppen met roken is eigenlijk de beste therapie, maar lukt helaas vaak niet. Hulp, maar ook voldoende motivatie en wilskracht van de patiënt hierbij zijn essentieel.

Ook een moeilijk punt is of een patiënt (indien het zeer slecht gaat) nog geïntubeerd en beademd moet worden. Dit is ten dele een ethische kwestie. Meestal is het standpunt om dit bij een COPD-patiënt, zeker als het de eerste keer is, wel te doen. Het is verstandig om na een dergelijke periode (wanneer de patiënt weer in rustiger vaarwater is) te bespreken of hij of zij bij een eventuele volgende periode van verslechtering in longfunctie weer beademing wil, of dat dit niet gewenst wordt. Hierbij zal uiteraard meespelen of de patiënt gemakkelijk van de beademing te krijgen was en of er een duidelijk aanwijsbare oorzaak voor de verslechterende longfunctie was, zoals een pneumonie.

REFERENTIES
1 Demedts M, Vermeire P, Yernault J-Cl. Chronisch obstructief longlijden. Leuven-Apeldoorn: Uitgeverij Garant, 1998.
2 Sluiter HJ, Demedts M, Dijkman JH, et al. Longziekten. Assen-Maastricht: Uitgeverij Van Gorcum, 1993.
3 Calverley PMA, Pride NB. Chronic Obstructive Pulmonary Disease. London: Chapman and Hall, 1995.
4 Rameckers EMAL, Schade E, Quanjer PhH, et al. Chronisch obstructieve longziekten. Huisartsen en longartsen op een lijn. Leusden: Nederlands Astma Fonds, 1995.
5 Siafakas NM, Vermeire P, Pride NB, et al. ERS-consensus statement. Optimal assessment and management of chronic obstructive pulmonary disease (COPD). Eur Respir J 1995;8:1398-1420.
6 American Thoracic Society. Standards for the diagnosis and care of patients with chronic obstructive pulmonary disease. Am J Respir Crit Care Med 1995;152:S77-S120.
7 Medical Research Council. Definition and classification of chronic bronchitis for clinical and epidemiological purposes. Lancet 1965;1:775-79.
8 Snider GL, Kleinerman J, Thurlbeck WM, et al. The definition of emphysema: report of the National Heart, Lung and Blood Institute. Am Rev Respir Dis 1985;132:182-5.
9 Sluiter HJ, Koeter GK, Monchy JGR de, et al. The dutch hypothesis (chronic non-specific lung disease) revisited. Eur Respir J 1991;4:47-9.
10 Geijer RMM, Schayck CP van, Weel C van, et al. NHG-standaard COPD: Behandeling. Huisarts Wet. 1997;40:430-42.
11 Schayck CP van, Grunsven PP van, Dekhuijzen PNR. Do patients with COPD benefit from treatment with inhaled corticosteroids? Eur Respir J 1996;9:1969-72.
12 Repine JE, Bast A, Lankhorst I, et al. Oxygen stress in chronic obstructive pulmonary disease. Am J Respir Crit Care Med 1997;156:341-57.
13 Herwaarden CLA van, Dekhuijzen PNR, Schayck CP van, et al. De medicamenteuze behandeling van chronisch obstructieve longziekten. Ned Tijdschr Geneeskd 1996;140:761-5.
14 Kampelmacher MJ, Deenstra M, Kesteren RG van, et al. Transtracheal oxygen therapy: an effective and safe alternative to nasal oxygen administration. Eur Respir J 1997;10:828-33.

15   Sandhu HS. Psychological issues in Chronic Obstructive Pulmonary Disease. Clinics in Chest Medicine 1996:629-42.

16   Herwaarden CLA van, Vermeire P, Weel C van. COPD: Mogelijkheden voor diagnostiek en behandeling. Excerpta Medica, 1996.

17   Telkamp M, Rameckers E. Verpleegkundige zorg bij astma, chronische bronchitis en emfyseem. Een professioneel kader. Utrecht: De Tijdstroom/Leusden: Nederlands Astma Fonds, 1995.

18   Frederix MGWE, Spreeuwenberg C. Chronisch zieken en de continuïteit van zorg. De gespecialiseerde verpleegkundige als case manager? Medisch Contact 1996;51:319-22.

9 Chronisch hartfalen

P.W. Westerhof

De 79-jarige meneer K. maakte twintig jaar geleden een hartinfarct door, dat gelokaliseerd was in de voorwand van de linkerhartkamer. In de acute fase waren er tekenen van hartfalen en er waren belangrijke atrioventriculaire geleidingsstoornissen die gelukkig deels reversibel waren. Hij knapte daarna toch redelijk op en was in staat zijn werkzaamheden als universitair docent weer op te pakken. Tot wat zwaardere inspanning was hij echter niet in staat, omdat hij dan snel moe en ten slotte ook wel kortademig werd.

In 1984 werd de heer K. enige minuten na een lezing bewusteloos in een stoel gevonden met een reutelende ademhaling. Bij aankomst van de ambulance was er een normaal hartritme en kwam hij weer bij. In het ziekenhuis kreeg hij daarna echter recidiverende ventriculaire tachycardieën (snelle hartwerking) waarbij hij steeds bewusteloos raakte.

Na uitvoerig onderzoek, waarbij bleek dat de ventriculaire tachycardieën hun oorsprong vonden in of bij een groot aneurysma van de linkerkamer, onderging hij een hartoperatie waarbij het aneurysma werd gereseceerd. Tevens werd daarbij het deel van het endocard waarin de aritmieën hun oorsprong vonden, verwijderd. Postoperatief trad echter een totaal atrioventriculair blok op, mogelijk door beschadiging van het geleidingssysteem in het hart door de operatie. Tevoren waren er elektrocardiografisch al aanwijzingen dat door het infarct het grootste deel van het geleidingssysteem was uitgevallen. Er bestond namelijk een rechterbundeltakblok met uitval van de voorste tak van de linkerbundel. De heer K. kreeg een pacemaker.

Na de operatie maakte hij het redelijk maar kon, evenals voor de ingreep, geen zwaardere inspanning meer aan. Hij had 'wel een jas uitgetrokken'. Daarnaast was hij angstig en had de indruk dat 'magere Hein hem op de rug zat'. Toch had hij nog wel een, zij het voorzichtige, toekomstvisie. Daar zijn activiteiten zich gelukkig vooral in het 'geestelijke' afspeelden, was hij toch in staat zijn levenswerk, het schrijven van een filosofisch boek, te voltooien. Tot lichamelijke activiteiten van betekenis was hij echter niet in staat omdat hij dan snel kortademig werd. Andere verschijnselen van hartfalen waren er toen niet of nauwelijks, hoewel er bij onderzoek aanwijzingen waren voor een gedilateerde, verminderd functionerende linkerhartkamer.

De heer K. observeerde zichzelf goed en merkte op dat als hij te veel vocht tot zich nam, er meer kortademigheid en vermoeidheid ontstonden. Geleidelijk werd hij magerder en zijn bloeddruk daalde in de loop der jaren. Bij inspanning stond nu vermoeidheid meer op de voorgrond dan kortademigheid. Dikke benen had hij zelden, maar dit kwam mogelijk omdat hij voor de dyspnoeklachten (met succes) diuretica gebruikte.

De klachten namen geleidelijk toe. Zo kon hij al jaren geleden slechts met veel moeite een doucheslang verwisselen. Daarna was hij dan wel een halve dag 'beroerd'. In zijn studeerkamer een boekenplank leegmaken ging niet meer. Dat hij toch nog vertrouwen had in de toekomst bewees hij bij controles door te melden dat hij een nieuwe vulpen en later zelfs een nieuwe auto had gekocht. Het voorstel van de artsen om de pacemaker te vervangen verbaasde hem in die zin dat hij eruit opmaakte dat ook de artsen nog wel iets in zijn toekomst zagen.

Bij controles sprak hij over een 'schoorvoetend bestaan', 'met rasse schreden het einde tegemoet', maar met optimaliseren van de medicatie lukte het steeds om hem weer in een acceptabele toestand te houden, zodat hij zijn filosofische werkzaamheden kon voortzetten. Bij de laatste controles noemde hij zichzelf steeds een 'lichamelijk wrak', maar zei dat de geest 'gewillig bleef'.

9.1 INLEIDING

De patiënt in deze casus heeft twintig jaar geleden een groot hartinfarct doorgemaakt. Het optreden van ernstige geleidingsstoornissen in het hart bij een voorwandinfarct, wijst op een belangrijke betrokkenheid van het interventriculaire septum, waar de prikkelgeleidingsbanen doorheen lopen. In de acute fase van het infarct waren er al tekenen van hartfalen, wijzend op een belangrijk verlies aan hartspierweefsel. Toch kon de patiënt daarna nog redelijk zijn werk doen, maar vooral omdat hij overwegend geestelijk bezig was. Uit zijn verhaal blijkt duidelijk dat hij vanaf het infarct niet tot wat zwaardere (lichamelijke) inspanning in staat was. Als betrokkene een beroep had gehad dat iets zwaardere lichamelijke activiteiten van hem zou hebben gevraagd, zou hij belangrijk geïnvalideerd zijn geweest en waarschijnlijk volledig arbeidsongeschikt zijn geworden.

Enkele jaren later kreeg de heer K. vrij plotseling ernstige hartritmestoornissen, iets wat vaker lang na een groot doorgemaakt infarct wordt waargenomen. Waarom deze ritmestoornissen soms zo laat na het infarct optreden is niet geheel duidelijk, maar waarschijnlijk speelt een geleidelijke deterioratie van de hartfunctie met dilatatie van de linkerhartkamer daarbij een belangrijke rol. Het elektrofysiologische mechanisme is het ontstaan van cirkelbewegingen in de myocardvezels die in en rond het infarctgebied lopen. Impulsen kunnen door deze cirkelbewegingen, optredend in kleine stukjes (deels infarct)weefsel, steeds weer het omliggende hartspierweefsel activeren met als gevolg snelle hartritmes. Hierbij kan, zoals ook in het geval van de heer K., de patiënt bewusteloos raken. Er kon bij de heer K. gelukkig een operatie worden uitgevoerd waarbij naast een groot stuk littekenweefsel, ook het gebied van waaruit de ritmestoornis haar oorsprong vond (een deel van het endocard) kon worden verwijderd.

Gelukkig waren de ritmestoornissen daarna verdwenen, maar helaas was er na de operatie een totale geleidingsstoornis tussen boezems en kamers ontstaan (een totaal atrioventriculair ofwel av-block) waardoor de heer K. (als gevolg van het extreem lage hartritme) bewusteloos raakte. Nu had hij wegrakingen door een te langzaam ritme, vóór de operatie door een te snel ritme.

Voor de operatie waren er al aanwijzingen dat de prikkelgeleiding in het hart door het infarct sterk gestoord was en letterlijk en figuurlijk nog aan een draadje hing. Door de operatie was dat laatste draadje beschadigd. Een pacemakerimplantatie was noodzakelijk.

Na de operatie is de lichamelijke conditie van de heer K. achteruitgegaan. Hij kon steeds minder. Door het gehele gebeuren eromheen was hij ook angstig en erg onzeker geworden. Hij had moeite nog toekomst te zien en plannen te maken. Zijn levenswerk afmaken lukte nog wel, maar daarna had hij aanvankelijk angst iets nieuws te beginnen omdat hij bang was dat hij het toch nooit zou kunnen afmaken. Constant stond de dood in zijn gedachtewereld om de hoek ('Ik heb magere Hein op de rug'). Daarom waren de nieuwe vulpen en later de nieuwe auto aanwijzingen dat hij geloofde dat de toekomst toch nog iets in het verschiet had. Hij startte nieuwe activiteiten en werkte weer aan nieuwe boeken. De vervanging van de pacemaker steunde hem in het vertrouwen in de toekomst.

Lichamelijk kon hij echter vrijwel niets meer en in de loop der jaren moest de medicatie belangrijk worden geïntensiveerd om hem een enigszins bestaanbaar leven te geven. Zijn geest bleef echter gelukkig goed en daaruit putte hij alle kracht.

Medische begeleiding bestond uit een gewillig oor, klaarstaan bij problemen en trachten het lichamelijke evenwicht met regelmatig bijstellen van de medicatie zo goed mogelijk in stand te houden.

9.2 KENMERKEN, OORZAKEN EN BEHANDELING VAN HARTFALEN

De verschijnselen van hartfalen zijn het gevolg van de pathofysiologische veranderingen die erbij optreden. In grote lijnen komt het erop neer dat het hartminuutvolume daalt en dat de vullingsdrukken stijgen. Als gevolg hiervan treden vele compensatiemechanismen in werking. Water- en zoutretentie kunnen in een vroeg stadium via het Starling-mechanisme het hartminuutvolume laten toenemen, maar ten slotte neemt de vulling in het veneuze systeem toe. Oedeemvorming en longstuwing zijn hiervan de gevolgen.

Stimulatie van de sympathicus en activatie van het renine-angiotensine-aldosteronsysteem zijn de belangrijkste andere compensatiemechanismen. Als gevolg hiervan kan de hartfunctie verder verminderen omdat het hart tegen een hogere weerstand moet pompen (verhoogde vaattonus door onder andere stimulatie van de sympathicus en productie van angiotensine II). Hierdoor daalt het hartminuutvolume. Er ontstaat een circulus vitiosus. Door dilatatie en structurele veranderingen in de hartspier kunnen ritmestoornissen optreden, met name boezemfibrilleren, waardoor de hartfunctie nog verder afneemt.

In het algemeen klaagt een patiënt met een laag hartminuutvolume over moeheid, terwijl een patiënt met hoge vullingsdrukken in het hart en in de venen last heeft van kortademigheid en oedemen.

9.2.1 De oorzaken van hartfalen

Er zijn vele oorzaken van hartfalen. De oorzaak kan bijvoorbeeld in de hartspier gelegen zijn, zoals bij een hartinfarct of bij cardiomyopathie. Maar ook overbelasting, zowel door druk als door volume, kan de oorzaak zijn. Bij drukbelasting denken we aan hypertensie of bijvoorbeeld een vernauwde aortaklep. Volumebelasting kan onder andere bij een lekkende aorta- of mitralisklep optreden. Ten slotte kan hartfalen het gevolg zijn van een instroombelemmering in het hart, zoals bij een mitralisstenose of bij pericardvocht.

Het is duidelijk dat elke oorzaak een specifieke therapie vereist. Soms kan door een ingreep, zoals een klepoperatie, getracht worden de hartfunctie te verbeteren. Bij het overgrote deel van de patiënten is de directe oorzaak van het slecht werkende hart echter niet weg te nemen omdat de hartspier zelf niet meer goed functioneert.

Klinisch wordt meestal onderscheid gemaakt in links- of rechtszijdig hartfalen. Bij linkszijdig hartfalen speelt de stuwingssymptomatologie zich in de longen af met als klacht kortademigheid, aanvankelijk bij inspanning, later zelfs in rust. Bij rechtszijdig hartfalen treedt stuwing in de grote venen op met als belangrijkste bevindingen gestuwde halsvenen, een vergrote lever, oedeem en eventueel ascites (vochtophoping in de buikholte). Oedeem is bij rechtszijdig hartfalen in de laagst gelegen delen van het lichaam gelokaliseerd, dus rond de enkels en in de onderbenen. Als een patiënt echter gaat liggen kan er verschuiving van dit vocht naar de longen optreden, waardoor nachtelijke (liggende) kortademigheid kan ontstaan. Ook bij patiënten die geen duidelijk oedeem hebben kan het eerste klinische teken van hartfalen deze 'liggende' dyspnoe zijn.

Doordat het hart te weinig bloed uitpompt zijn de patiënten moe. Er treedt herverdeling op zodat de 'belangrijkste' organen (hart, hersenen, nieren) het grootste deel krijgen van het hartminuutvolume. Omdat de spieren van het toch al beperkte aanbod een kleiner deel krijgen kan de patiënt dus minder inspanning verrichten. Ook het maagdarmkanaal functioneert minder goed vanwege het geringe aanbod van bloed en de stuwing in de venen. Hierdoor kan vermagering optreden.

9.2.2 De behandeling van hartfalen

In de loop der jaren is het inzicht in hartfalen bij een duidelijk verminderde linkerkamerfunctie sterk veranderd, en dus ook de behandeling ervan. Vroeger richtte men zich bij de behandeling primair op het hart, zodat contractieverhogende middelen alle aandacht kregen. Dit kwam natuurlijk ook omdat er nog weinig andere middelen waren. Tevens kregen de water- en zouthuishouding alle aandacht met als gevolg daarvan grote interesse in zoutbeperking in het voedsel en het gebruik van diuretica.

Nu gaat de aandacht vooral uit naar de compensatiemechanismen die bij hartfalen optreden, met name de neurohumerale factoren. Op de productie en de effecten van deze vasoactieve stoffen is het therapeutische beleid nu vooral gericht, temeer daar deze stoffen een ongunstig effect op het al zieke hart hebben. Daarom spelen tegenwoordig angiotensine converting enzymremmers (ace-remmers), eventueel angiotensine II-receptorblokkers, en zelfs β-receptorblokkerende medicamenten, bij de behandeling van hartfalen een belangrijke rol.

In het algemeen zal men trachten eerst het overtollige vocht met diuretica te verwijderen, ondanks het feit dat door een lagere vullingsdruk in de kamer het hartminuutvolume kan dalen. Echter, door vermindering van de hoeveelheid vocht wordt de patiënt snel minder kortademig en verdwijnen de oedemen. Veelal voelt de patiënt zich dan ook minder opgeblazen. Als het overtollige vocht verdwenen is, wordt getracht het hart te ontlasten met ACE-remmers. Men probeert de dosering hiervan te optimaliseren en tracht dan de diuretica weer te verminderen. Als de patiënt hiermee in evenwicht is tracht men tegenwoordig voorzichtig een β-receptorblokkerend middel toe te voegen. Dus ondanks het feit dat deze medicamenten de contractiekracht van het hart verminderen, blijken zij bij een deel van de patiënten een gunstig effect te hebben op de symptomatologie en het beloop. Middelen die de contractiekracht verhogen, zoals digitalis, blijken minder effectief dan in het verleden werd gedacht, maar zij worden nog wel voorgeschreven bij patiënten met een slecht myocard.

De medicamenteuze behandeling van patiënten met hartfalen vereist intensieve medische zorg, maar ook enorme discipline van de patiënt. Vooral dat laatste krijgt vaak onvoldoende aandacht. Goede observatie van de situatie, goede zorg voor zout- en watergebruik, beperking van alcohol, regelmatige inname van medicamenten en gedoseerde lichaamsbeweging zijn slechts enkele aspecten van de bijdrage die de patiënt zelf kan leveren om de stoornis in de hartfunctie zo goed mogelijk in de hand te houden.

9.3 BELEMMERINGEN IN HET FUNCTIONEREN BIJ CHRONISCH HARTFALEN

Patiënten met chronisch hartfalen zijn niet in staat dezelfde inspanningen te verrichten als patiënten met een goed functionerend hart. Toch blijkt dat de reservecapaciteit van het hart erg groot is. Het is daarom niet ongewoon dat patiënten met een sterk gestoorde linkerkamerfunctie vrijwel normaal hun werkzaamheden kunnen verrichten. Een deel van hen kan zelfs nog redelijk goede lichamelijke prestaties leveren. Dit komt doordat bij een matige samentrekking (contractie) van een sterk gedilateerde linkerhartkamer nog een normaal slagvolume kan worden geleverd. De ejectiefractie (einddiastolisch volume minus eindsystolisch volume, gedeeld door het einddiastolische volume) is dan duidelijk te laag (minder dan 50%), maar het slagvolume (einddiastolisch minus eindsystolisch volume) kan normaal zijn. Ook kunnen de spieren zich aanpassen aan de veranderde circulatoire omstandigheden en daardoor een vrijwel normale arbeid leveren bij een te laag bloedaanbod. Het verbaast steeds weer hoe sommige patiënten met een slecht functionerend hart zoveel kunnen, terwijl anderen met een slechts gering gestoorde hartfunctie vrijwel geen inspanning kunnen leveren.

Bij de beoordeling van de belemmeringen die patiënten in het dagelijks leven ervaren, wordt meestal gebruikgemaakt van de classificatie volgens de *New York Heart Association* (NYHA). Hierbij worden vier klassen onderscheiden, waarbij klasse I aangeeft dat de patiënt bij normale activiteiten géén klachten heeft, maar dat er alleen geringe klachten zijn bij zware inspanning. Bij klasse II kan de patiënt normale activiteiten zonder problemen uitoefenen, maar bij wat zwaardere inspanning zijn er duidelijke klachten. Klasse III geeft aan dat er klachten zijn bij normale activiteiten, terwijl bij klasse IV al klachten bij vrijwel alle, zelfs zeer geringe, activiteiten optreden. Bij klasse IV is de patiënt volstrekt geïnvalideerd en kan eigenlijk niets. In dit stadium zijn er ook al (enige) klachten in rust, zoals nachtelijke dyspnoe.

In het algemeen hebben patiënten met hartfalen op basis van een slechte linkerkamerfunctie een slechte levensverwachting. Van patiënten in klasse IV volgens de NYHA sterft ongeveer 50% binnen het jaar. Na de diagnose hartfalen (in welke klasse dan ook) is de helft van de patiënten binnen vijf jaar overleden. Hartfalen heeft een slechtere prognose dan de meeste maligne aandoeningen. Met bepaalde medicamenten, zoals ACE-remmers en β-receptorblokkerende middelen, verbetert de levensverwachting wel, maar deze blijft toch sterk beperkt.

Een groot deel van de patiënten met hartfalen heeft een belangrijk beperkte inspanningstolerantie en is daardoor geïnvalideerd. Daarbij komt dat er in de loop der jaren eigenlijk alleen maar een achteruitgang van de situatie te verwachten is, omdat er in de meeste gevallen geen therapie bestaat die de oorzaak wegneemt. Geleidelijk zijn steeds meer medicamenten nodig om het leven nog enigszins draaglijk te laten zijn.

In de laatste fase moeten veel patiënten in het ziekenhuis worden opgenomen omdat de toestand thuis ontspoort. Met intensieve, vaak intraveneuze medicatie kan dan weer een evenwicht worden bereikt, maar de intervallen tussen de verschillende ziekenhuisopnamen worden steeds korter. Veel patiënten zijn of worden depressief omdat zij ervaren dat zij vrijwel niets meer kunnen en omdat zij merken dat de medicatie niet meer het verwachte resultaat heeft.

Hartfalen is een progressieve aandoening, waarbij het lijden van de patiënt in de eindfase ondraaglijk en beangstigend kan zijn.

9.4 PSYCHOSOCIALE ASPECTEN BIJ PATIËNTEN MET ERNSTIG CHRONISCH HARTFALEN

Als de patiënten in een vergevorderd stadium van hartfalen komen, kunnen zij somber en angstig worden. Zij ervaren dat de situatie steeds slechter wordt en ze hebben angst om te sterven. Deze staat duidelijk op de voorgrond, zeker de angst om te stikken.

Bij de psychosociale begeleiding blijkt dat het zoeken naar mogelijkheden om de aandacht van de patiënt te verleggen, maar in ieder geval het stimuleren tot het ondernemen van activiteiten, een belangrijke angstreductie tot gevolg kan hebben. Het aanbrengen van structuur in het leven, zoals het aanleren van een vast dagritme, is erg belangrijk. Bij de beschreven casus (zie voor in dit hoofdstuk) blijkt dat de heer K. ondanks alles een bepaald perspectief heeft en dat hij dit steeds weer verder opschuift. Natuurlijk heeft hij het voordeel dat hij interesses heeft die hij met weinig lichamelijke inspanning kan doen. Maar het bieden van enig perspectief, misschien door regelmaat in het dagelijks bestaan, blijkt in de praktijk toch stimulerend te werken en zoals gezegd enige angstreductie te geven.

Van belang is ook dat de patiënt door zijn lijden niet in een sociaal isolement komt. Een belangrijke rol hierbij speelt het verlies van werk en daardoor van contacten. Vrienden en kennissen laten ten slotte niets meer van zich horen omdat de patiënt zelf ook geen toenadering meer zoekt. Dit laatste is zeker niet altijd het gevolg van onvermogen, maar soms ook van te weinig interesse. Het blijft daarom essentieel de patiënten te activeren zoveel mogelijk contacten te onderhouden en zich niet terug te trekken. Natuurlijk zijn er patiënten die een belangrijk deel van hun vroegere activiteiten moeten opgeven, maar vaak zal het toch mogelijk zijn nog (andere) activiteiten te ontplooien waardoor een isolement kan worden voorkomen. Voor het verdere beloop is dit van belang.

Het sociale isolement wordt nog versterkt door het verminderde inkomen dat de ziekte met zich kan meebrengen. Dit geldt natuurlijk vooral voor jongere patiënten met hartfalen. Helaas is hierin meestal geen verandering aan te brengen.

In een eindfase van het lijden kunnen de patiënten thuis ten opzichte van partner en kinderen een sterk negatief gedrag vertonen. Een en ander is goed invoelbaar, maar kan aanleiding geven tot grote problemen in de huiselijke sfeer. Vaak treden in die fase ook depressies op. Medicamenteuze ondersteuning hiervoor is dan noodzakelijk. Van belang is hierbij ook dat aan een goede nachtrust voldoende aandacht wordt besteed.

9.5 HUIDIGE ORGANISATORISCHE PROBLEMEN ROND PATIËNTEN MET HARTFALEN

De zorg voor patiënten met hartfalen gaat een steeds groter aandeel vragen van de beschikbare specialistische zorg. Het aantal patiënten neemt om verschillende redenen toe.

Allereerst wordt de bevolking ouder (vergrijzing) en juist bij de oudere categorie patiënten komt hartfalen frequent voor. Door de betere behandelingsmogelijkheden van het coronairlijden leven deze patiënten langer en een deel ervan ontwikkelt hartfalen.

Daarnaast leven patiënten met hartfalen langer door de uitbreiding van de therapeutische mogelijkheden. Ten slotte is de aandacht voor hartfalen de laatste jaren sterk toegenomen zodat veel patiënten in een vroegere fase worden ontdekt en behandeld. Ook hierdoor neemt het aantal patiënten met deze diagnose toe en worden zij langdurig en intensief gecontroleerd, hetgeen ook een grote vraag naar de specialistische centra creëert.

Ziekenhuizen richten speciale poliklinieken in waar patiënten met chronisch hartfalen worden gecontroleerd en behandeld. Men hoopt met een optimale organisatie, bijvoorbeeld door aanstelling van een speciale verpleegkundige, te kunnen regelen dat de patiënten minder vaak behoeven te worden opgenomen. Regelmatige poliklinische controles met herhaalde adviezen wat betreft medicatie en zout- en wateropname, moeten ervoor zorgen dat de kans op ontsporing van de lichamelijke of geestelijke situatie zo klein mogelijk wordt. Bij de regelmatige controles kunnen eventuele dreigende ontsporingen worden gecorrigeerd. Van het allergrootste belang is natuurlijk dat er een goed contact is tussen de huisarts en de specialist, zodat ook de eerste lijn altijd direct een beroep op de specialistische zorg kan doen. Een voordeel bij de behandeling van patiënten met hartfalen is dat men weinig aanvullend onderzoek nodig heeft als de diagnose eenmaal is gesteld. Nauwkeurige beoordeling van de klinische gegevens is de belangrijkste parameter bij het optimaal instellen van medicamenteuze therapie. Het is daarom voor huisartsen goed mogelijk de controles bij deze patiënten uit te voeren en de therapie te veranderen. Helaas moet toch een belangrijk deel van de patiënten worden opgenomen omdat de situatie thuis niet in evenwicht te houden is. Deze frequente, soms langdurige opnamen zijn er verantwoordelijk voor dat schaarse ziekenhuisbedden door patiënten met hartfalen worden bezet.

Een aantal patiënten kan thuis met intraveneuze medicatie worden behandeld, echter alleen als er voldoende thuiszorg aanwezig is. Maar juist bij oudere, vaak alleenstaande, patiënten is dit niet mogelijk.

Men kan zich afvragen of niet een deel van de verpleeghuiscapaciteit zou moeten worden gebruikt voor de behandeling van patiënten met chronisch hartfalen. Hierbij zou de huisarts of verpleeghuisarts de behandeling kunnen coördineren, eventueel met hulp van een gespecialiseerde verpleegkundige die de patiënten ook regelmatig thuis bezoekt. Men zou dan kunnen proberen poliklinisch of met korte klinische opnamen deze patiënten te behandelen, zodat de schaarse ziekenhuisbedden hiervoor niet hoeven te worden gebruikt.

Samenvattend kan men stellen dat de vraag om zorg voor patiënten met hartfalen toeneemt. De behandeling vraagt veel aandacht en deze zorg zal vooral van de huisartsen steeds meer tijd en inspanning vragen, temeer daar de ziekenhuizen hieraan nauwelijks kunnen voldoen.

REFERENTIES

1 McKee PA, Castell WP, McNamara PM, et al. The natural history of congestive heart failure: the Framingham Study. N Engl J Med 1971;285:1441-6.

2 Kannel WB, Betabger AJ. Epidemiology of heart failure. Am Heart J 1991;121:1042-7.

3 Braunwald E, Colucci WS, Grossman W. Clinical aspects of heart failure: high-output heart failure; pulmonary edema. In: Braunwald E, editor. Heart Disease: a textbook of cardiovascular medicine. 5th ed. Philadelphia: W.B. Saunders Co, 1997:445-70.

4 Meeter K, Mochtar B. Hartfalen. In: Roelandt JRTC, Lie KI, Wellens HJJ, et al, redactie. Leerboek cardiologie. Houten/Diegem: Bohn Stafleu Van Loghum, 1995:298-313.

5 Packer M. Pathofysiology of chronic heart failure. Lancet 1992;340:88-92.

6 Packer M. The neurohormonal hypothesis: A theory to explain the mechanism of disease progression in heart failure. J Am Coll Cardiol 1992;20:248-54.

7 The Consensus Trial Study Group. Effects of enalapril on mortality in severe congestive heart failure: results of the Cooperative North Scandinavian Enalapril Survival Study (Consensus). N Engl J Med 1987;316:1429-35.

8 The AIRE investigators. Effect of ramipril on mortality and morbidity of survivors of acute myocardial infarction with clinical evidence of heart failure. Lancet 1993;42:821-8.

9 Packer M. β-Adrenergic blockade in chronic heart failure: principles, progress, and practive. Progress Cardiovasc Dis 1998;41(Suppl 1):39-52.

10 Luchi RJ, Taffet GE, Teasdale TA. Congestive heart failure in the elderly. J Am Geriatr Soc 1991;39:810-25.

11 Reitsma H, Mosterd A, Koster RW, et al. Stijging van het aantal opnamen wegens hartfalen in Nederlandse ziekenhuizen in de periode 1980-1992. Ned Tijdschr Geneesk 1994;138:866-71.

10 Diabetes mellitus

R.J. Heine

10.1 INLEIDING

De nieuwe diabetesclassificatie, zoals voorgesteld door de *American Diabetes Association* en later overgenomen door de Wereldgezondheidsorganisatie, onderscheidt verschillende vormen van diabetes mellitus op grond van de etiologie.[1] De veruit belangrijkste zijn type 1- en type 2-diabetes. De overige zijn, behoudens zwangerschapsdiabetes, zeldzaam.

Type 1- en type 2-diabetes verschillen aanzienlijk, in feite zijn het twee verschillende ziektebeelden. Dit zal tevens blijken uit de hierna volgende ziektegeschiedenissen.

De heer J., 19 jaar oud, droomde reeds op 6-jarige leeftijd van vliegen. Zijn hele leven heeft in het teken gestaan van deze droom: in zijn kamer hingen tientallen modelvliegtuigen aan het plafond en posters van diverse straaljagers aan de muren. Op school koos hij voor de exacte vakken. Hij kon zijn geluk niet op toen hij goedgekeurd werd voor de opleiding verkeersvlieger, nu kon het echt beginnen! Tijdens de opleiding, vlak voor zijn grote examens, kreeg hij klachten van onverklaarde moeheid en een sterk afnemende lichamelijke conditie. Tevens viel op dat hij een nauwelijks te lessen dorst had. 's Nachts moest hij zeker viermaal uit bed om te plassen. Voor de huisarts was het niet moeilijk om de diagnose te stellen en voor zijn opleiders was het ook duidelijk: de heer J. kon geen verkeersvlieger worden. Zijn wereld stortte in. Niet alleen was zijn toekomst weg, ook moest hij een chronische ziekte leren accepteren. Binnen 24 uur was hij veranderd van een gezonde vlieger in een insulinespuitende en bloedglucosecontrolerende chronische patiënt met een onzeker en beangstigend toekomstbeeld.

Nu, 16 jaar later, lijkt hij de diabetes geaccepteerd te hebben. Dit blijkt uit de ontspannen wijze waarop hij ermee omgaat. De instelling van de diabetes is zonder meer goed te noemen. Na enkele jaren freelance beroepsfotograaf te zijn geweest is hij teruggekeerd in de vliegerij. Niet alleen professioneel, maar ook als amateurvlieger. Met veel verve en plezier geeft hij op de simulator instructie aan piloten in opleiding. Dreigende hypoglykemieën tijdens soms zeer lange trainingssessies vangt hij adequaat op door het eten van koolhydraatbevattende voedingsmiddelen. Als amateur vliegt hij in zweefvliegtuigen en kleine motorvliegtuigen. Dit laatste was alleen mogelijk na een uitgebreide keuring en na het inwinnen van de nodige informatie bij de behandelend internist. Goedkeuring was afhankelijk van de wijze waarop hij met de diabetes omgaat, in het bijzonder zijn vermogen om dreigende hypoglykemieën op te vangen, en uiteraard zijn visus.

De heer V., 61 jaar, was tot voor kort altijd gezond geweest. Wel was hij bij de huisarts bekend met enig overgewicht en hypertensie. De laatste 20 jaar had hij niet gerookt. Hij was werkzaam als manager 'verkoop' bij een handelsonderneming. Zijn werk ging hem tot enkele jaren terug altijd gemakkelijk af. De laatste jaren was hij echter snel geïrriteerd en moe. Grote opdrachten kon hij slechts met moeite aan. Hij schreef dit toe aan de 'leeftijd' en aan de nieuwe ontwikkelingen op automatiseringsgebied, die hij slechts met moeite kon volgen.

Tijdens een rustige wandeling in het park kreeg hij plotseling heftige pijn op de borst, gepaard gaande met misselijkheid en braken. Tijdens de opname op de hartbewaking werd de waarschijnlijkheidsdiagnose myocardinfarct bevestigd. Tevens bleek het routinematig bepaalde bloedglucosegehalte sterk verhoogd: 33 mmol/l. Bij oogheelkundig onderzoek enkele weken later werd preproliferatieve diabetische retinopathie geconstateerd. Enkele weken na opname werd tijdens een poliklinische controle een diabetische dyslipidemie vastgesteld: het HDL-cholesterolgehalte was sterk verlaagd en het triglyceridengehalte in het bloed enigszins verhoogd. Bovendien was er sprake van microalbuminurie: het albumineverlies in de urine was licht verhoogd, 100 tot 200 mg per dag. Inmiddels gebruikte de heer V. de volgende geneesmiddelen: insuline, een β-blokker, een ACE-remmer, een HMGCOA-reductaseremmer en aspirine. Wegens diabetische retinopathie werd hij door de oogarts behandeld met lasercoagulaties. De persisterende klachten van moeheid en zeer beperkte inspanningstolerantie konden worden toegeschreven aan de slechte restfunctie van het linkerhartventrikel. Hierdoor was hij gedwongen om vroegtijdig met pensioen te gaan.

10.2 KENMERKEN EN DIAGNOSE VAN DIABETES MELLITUS

De bijna klassieke ziektegeschiedenissen in de voorbeelden maken duidelijk dat wij te maken hebben met totaal verschillende ziektebeelden. Bij type 1-diabetes hebben wij te maken met een relatief korte ziektegeschiedenis, duidelijke beginsymptomen en het ontbreken van complicaties bij het stellen van de diagnose. Bij type 2-diabetes daarentegen blijken de hyperglykemie en de risicofactoren voor hart- en vaatziekten vaak al jaren te bestaan voordat de diagnose (eindelijk) wordt gesteld.[2] Niet zelden wordt de complicatie klinisch manifest voordat de diagnose diabetes wordt gesteld. Zo ook bij de heer V. Immers, het myocardinfarct was de reden om tevens het glucose-gehalte van het bloed te bepalen.

Wat zijn nu de belangrijkste verschillen tussen type 1- en type 2-diabetes?

10.2.1 Type 1-diabetes

Type 1-diabetes ontstaat voornamelijk op jeugdige leeftijd, maar kan op *elke* leeftijd ontstaan. De prevalentie hiervan in Nederland is 0,2 promille bij de 0- tot 4-jarigen en 1,7 promille bij de 15- tot 19-jarigen. Bij alle leeftijdscategorieën is deze ongeveer 3 tot 5 promille. De laatste jaren is het aantal kinderen onder de 5 jaar met diabetes verdubbeld.[3] Deze trend wordt op vele plaatsen ter wereld geconstateerd. Een duidelijke verklaring hiervoor bestaat nog niet.

Type 1-diabetes is een zogenoemde auto-immuunziekte, hetgeen wil zeggen dat de afweer is gericht tegen de β-cellen van het eilandje van Langerhans. De etiologie is nog onopgehelderd. Wel is bekend dat de vatbaarheid voor de ziekte erfelijk bepaald is, en gekoppeld is aan bepaalde HLA-antigenen (met name B3 en B4). Het ontstaan van de ziekte zou kunnen worden geïnitieerd door een infectie (bijvoorbeeld een virus) die de β-cel treft. Deze op zich herstelbare schade, dus een op zich redelijk onschuldige aanval op de β-cellen, kan het startschot zijn voor een desastreus auto-immuunproces dat uiteindelijk leidt tot absolute insulinedeficiëntie. Dit proces kan jaren in beslag nemen en wordt pas klinisch manifest wanneer minder dan 20% van de β-cellen resteert.

De enige therapie is het geven van het ontbrekende hormoon insuline. Meestal gebeurt dit in de vorm van multipele insuline-injecties waarmee de normale fysiologie zo goed mogelijk wordt nagebootst. Dit gebeurt door het injecteren van kortwerkende insuline vóór de hoofdmaaltijden en langer werkende insuline vóór de nacht. De dosering insuline en de tijdstippen van het toedienen worden door de patiënt zelf bepaald, afhankelijk van de soort en de grootte van de maaltijden en op geleide van de frequent gemeten bloedglucosewaarden (zelfcontrole).

Het doel van de behandeling is het bereiken van normoglykemie teneinde complicaties van diabetes tegen te gaan. Deze zijn te verdelen in microangiopathische complicaties, zoals retino-, nefro- en neuropathie, en macroangiopathische complicaties, dit zijn hart- en vaatziekten.

Complicaties

Verschijnselen van diabetische retinopathie ontstaan bij ongeveer 90% van de type 1-diabetespatiënten na een diabetesduur van ongeveer 15 jaar.[4] Ernstige retinopathie komt bij een lager percentage voor (ongeveer 20%) en behoeft behandeling met bijvoorbeeld lasercoagulaties om verdere progressie naar slechtziendheid te voorkomen.

Manifeste nefropathie ontwikkelt zich bij ongeveer 30% van de patiënten.

Neuropathie kan tot tal van klachten leiden, variërend van gevoelloosheid in de voeten tot ernstige pijn in de ledematen. Wegens het gevarieerde klinische beeld bestaan er geen betrouwbare gegevens over het voorkomen. De belangrijkste risicofactor voor het ontstaan van deze complicaties is chronische hyperglykemie, dus zowel de duur van de diabetes als het gemiddelde bloedglucosegehalte is van belang. Bij de progressie van diabetische retinopathie en nefropathie speelt ook hypertensie een belangrijke rol.

Een grote studie, de DCCT (*Diabetes Control and Complications Trial*) uit 1993, heeft ondubbelzinnig aangetoond dat het handhaven van een goede diabetesregulering het ontstaan en de progressie van complicaties bij diabetes kan vertragen.[5] Het zal duidelijk zijn dat het bereiken en handhaven van normoglykemie niet eenvoudig is en tevens het risico op (ernstige) hypoglykemieën aanzienlijk kan verhogen. Immers, de altijd bestaande schommelingen in het bloedglucosegehalte zullen bij een lagere gemiddelde waarde de kans op het optreden van hypoglykemie verhogen. Hoe lager het gemiddelde bloedglucosegehalte, hoe groter de kans op een te laag glucosegehalte. Uit de eerdergenoemde studie bleek dat de bereikte goede instelling het risico op complicaties ongeveer halveert, maar de kans op ernstige hypoglykemieën verdrievoudigt! Ernstig duidt erop dat de patiënt zelf niet meer in staat is om de hypoglykemie te corrigeren en derhalve aangewezen is op hulp van anderen.

Behandeling

Uit het voorgaande mag blijken dat de behandeling met insuline zeer goede educatie van de patiënt vergt. Bij de behandeling speelt de educator, dit is met name de diabetesverpleegkundige, een sleutelrol. Al binnen enkele uren na de klinische manifestatie van de diabetes dient de patiënt geïnformeerd te zijn over de aard van de ziekte, de werking van de insuline en de waarschuwingssymptomen van hypoglykemie. Tevens moet hij de vaardigheden hebben verworven die noodzakelijk zijn voor het adequaat kunnen meten van de bloedglucoseconcentraties en voor het corrigeren van een hypoglykemie. In een latere fase wordt de educatie uitgebreid met voedingsvoorlichting (door de diëtist) en onder andere het omgaan met wisselende omstandigheden die aanpassing van insulinedosering en/of voeding vergen (reizen, werk, sport, vakantie). Deze educatie is essentieel voor het bereiken van een goede kwaliteit van leven. Immers, de persoon met type 1-diabetes wordt verschillende keren per dag geconfronteerd met zijn ziekte: insuline moet immer geïnjecteerd worden in de juiste dosering, op de goede plaats en op het aangewezen tijdstip.

10.2.2 Type 2-diabetes

Deze vorm van diabetes ontstaat meestal op hogere leeftijd. Na het vijftigste jaar neemt de prevalentie aanzienlijk toe: van ongeveer 2,5% bij de 50- tot 54-jarigen, tot 15-20% bij de 70- tot 75-jarigen.[6] In Nederland komt type 2-diabetes bij ongeveer 400.000 personen voor, echter slechts de helft is zich hiervan bewust. Op basis van de bekende relatie tussen het optreden van complicaties en de (bekende) duur van de diabetes, kan uitgerekend worden dat aan het stellen van de diagnose een preklinische periode voorafgaat van minstens 5 tot 7 jaren.[7] Dit verklaart dat de bekende complicaties van diabetes vaak reeds aantoonbaar zijn bij het stellen van de diagnose: bij 25% van de gevallen is reeds retinopathie aanwezig en bij ongeveer 20% manifestaties van hart- en vaatziekten.[2] De beschreven ziektegeschiedenis van de heer V. (zie § 10.1) is dan ook zeker geen uitzondering! Tussen de 60 en 70% van de personen met type 2-diabetes overlijdt als gevolg van hart- en vaatziekten.

De pathogenese van type 2-diabetes verschilt op verscheidene fronten van die van type 1, in feite is het een andere ziekte. Kenmerkend zijn de insulineresistentie en afgenomen insulinesecretiecapaciteit.[8] Belangrijke risicofactoren voor het ontstaan van type 2-diabetes zijn overgewicht, weinig bewegen en ongezond eten. Met dit laatste wordt met name gewezen op het veelvuldig eten van verzadigd vet. Dit laat zich allemaal vertalen naar een westerse leefstijl.

Een andere zeer belangrijke risicofactor is het voorkomen van type 2-diabetes in de familie. Als voorbeeld, bij eeneiige tweelingen bestaat een welhaast volledige concordantie voor het ontstaan van type 2-diabetes. Bij type 1-diabetes bedraagt die nog geen 50%. Figuur 10-1 laat zien dat insulineresistentie bepaald wordt door genetische en leefstijlfactoren. De β-celcapaciteit is echter de bepalende

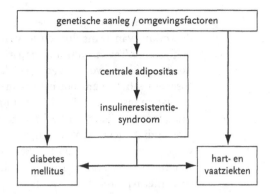

Figuur 10-1 Schematische weergave van de pathogenese van type 2-diabetes. Het insuline-resistentiesyndroom staat aan de basis van zowel hart- en vaatziekten als van diabetes.

factor bij het ontstaan van diabetes. Immers, wanneer niet voldaan kan worden aan de toegenomen insulinebehoefte zal het glucosegehalte stijgen. Insulineresistentie (en daarmee de insulinebehoefte) is sterk afhankelijk van leefstijlfactoren. Deze zal bij een sportieve, slanke persoon laag zijn waardoor een slechte β-celfunctie zich laat zal manifesteren als hyperglykemie of diabetes (zie figuur 10-2).

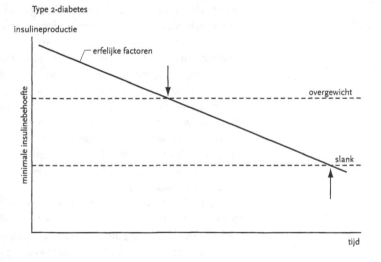

Figuur 10-2 De balans tussen de insuline-secretiecapaciteit en de insulinebehoefte bepaalt het optreden van hyperglykemie. Zo zal een obese persoon eerder diabetes ontwikkelen dan een slank persoon bij een vergelijkbare insulinesecretiecapaciteit vergelijk ↑ en ↓ pijl.

Complicaties

Insulineresistentie is in het bijzonder van belang voor het optreden van hart- en vaatziekten. Een verminderde werking van insuline heeft niet alleen invloed op de glucosestofwisseling, maar ook op de vetstofwisseling, de bloeddruk en verschillende vaatwandfactoren. Het zogenoemde insulineresistentiesyndroom (IRS) omvat daarom naast glucosetolerantie de volgende stoornissen: dyslipidemie (laag HDL-cholesterol, hoog triglyceridengehalte), hoge bloeddruk en een gestoorde fibrinolytische activiteit. Deze factoren dragen alle bij tot het sterk verhoogde risico op hart- en vaatziekten.[9]

De relatief hoge leeftijd van de patiënten brengt met zich mee dat er vaak sprake is van comorbiditeit, zoals chronische longaandoeningen, artrose en dergelijke, waarvoor tevens geneesmiddelen worden gebruikt. Deze comorbiditeit, alsook de daarvoor gebruikte medicatie, zal ongetwijfeld invloed hebben op de behandeling en met name op de therapietrouw.

Het risico om te overlijden aan een myocardinfarct of een cva is bij personen met diabetes mellitus type-2 zonder een myocardinfarct in de voorgeschiedenis even hoog als bij personen met een normale glucosetolerantie die reeds een hartinfarct hebben doorgemaakt.[10] Bovendien, het risico om te overlijden na een myocardinfarct is groter dan bij personen zonder diabetes.

Behandeling

De behandeling is gericht op het bereiken van een normale stofwisseling teneinde het ontstaan van zowel micro- als macroangiopathische complicaties te voorkomen. Een ander belangrijk doel is het optimaliseren van de kwaliteit van leven van de patiënt door onder meer de ervaren belasting die de behandeling met zich meebrengt zoveel mogelijk te beperken.

Uit het voorgaande blijkt ook dat de behandeling complex is. Immers, deze is niet alleen gericht op het bereiken van normoglykemie, maar ook op het normaliseren van de bloedvetten en van de bloeddruk.

Voor het corrigeren van de hyperglykemie wordt vaak het volgende schema gehanteerd:[11]

1   Geven van leefstijladviezen: dit betekent gezonde voeding met als voornaamste kenmerk het verlagen van de hoeveelheid verzadigd vet. Trachten overgewicht te beperken en meer te bewegen. Deze adviezen hebben gemeen dat ze de insulinegevoeligheid verbeteren.

2   Toedienen van een oraal bloedglucoseverlagend middel: drie verschillende middelen komen hiervoor in aanmerking. Dit zijn de sulfonylureum(su-)derivaten, metformine en acarbose.
su-derivaten hebben als voornaamste werking het stimuleren van de insulinesecretie. Metformine remt de glucoseproductie in de lever en acarbose vertraagt de opname van glucose uit de darm. Dit laatste als gevolg van het remmen van de splitsing van de oligo- en polysachariden in de darm.

3   Insulinebehandeling: indien met de in stap 2 genoemde middelen, al dan niet in combinatie (maximaal twee middelen), de gewenste bloedglucosewaarden niet kunnen worden bewerkstelligd (4-7 mmol/l in nuchtere toestand en maximaal 9-10 mmol/l overdag),

komt behandeling met insuline in aanmerking. Alvorens met insuline te starten, dienen de patiënten in staat te zijn zelf bloedglucosewaarden te controleren. Dit vereenvoudigt de educatie die noodzakelijk is voor het kunnen starten met insuline en het verlaagt de drempel tot insulinetherapie omdat de indicatie in feite thuis door de patiënt zelf wordt gesteld.

Dit stappenplan voorziet in een volledige poliklinische begeleiding. Uiteraard is het noodzakelijk om over de benodigde faciliteiten, en in het bijzonder de educatie, te beschikken. Protocollaire diabeteszorg maakt het mogelijk om bij de meeste patiënten een adequate glykemische instelling te bereiken.
Zoals reeds eerder vermeld omvat de behandeling meer dan het bereiken van normoglykemie: het veelvuldig vóórkomen van hypertensie en dyslipidemie verhoogt het risico op hart- en vaatziekten aanzienlijk. Bij de meeste personen met type 2-diabetes bestaat een indicatie voor geneesmiddelen die de bloeddruk verlagen en het lipidengehalte normaliseren. Tevens komen de meeste personen met type 2-diabetes in aanmerking voor behandeling met een lage dosering acetylsalicylzuur, als remmer van de plaatjesaggregatie.[12,13]

Samenvattend, hart- en vaatziekten vormen het grootste gezondheidsrisico en de behandeling dient gericht te zijn op het verlagen daarvan.

10.3 FUNCTIONELE GEZONDHEID

De langetermijncomplicaties vormen de belangrijkste bedreiging van de gezondheid. Onvoldoende regulering van de bloedglucosewaarden en van de risicofactoren voor hart- en vaatziekten verhoogt het risico op deze complicaties aanzienlijk. De Diabetes Control and Complications (DCCT) trial bij type 1-diabetes en de *United Kingdom Prospective Diabetes Study* (UKPDS) bij type 2-diabetes hebben duidelijk aangetoond dat een goede glykemische instelling het optreden van de microvasculaire complicaties aanzienlijk kan beperken.[5,14] Intensieve therapie, en zeker bij personen met type 1-diabetes, is niet vrij van gevaren: ernstige hypoglykemieën waarvoor hulp van anderen noodzakelijk was, traden vaker op in de intensief behandelde groep dan in de conventioneel behandelde groep.[5] Deze behandelingscomplicatie wordt tegenwoordig terecht beschouwd als een van de voornaamste aandachtspunten bij de begeleiding. Getracht moet worden om zelfs milde hypoglykemieën te voorkomen teneinde het syndroom van *hypoglycaemia unawareness* te voorkomen. Het niet voelen aankomen van hypoglykemieën is gevaarlijk. Patiënten ontberen de klassieke adrenerge symptomen, zoals zweten en trillen, bij daling van het bloedglucosegehalte onder de normale nuchtere waarden. Pas wanneer zeer lage bloedglucosewaarden worden bereikt, krijgen ze klachten van concentratiestoornissen of wazig zien. Dit (mal)adaptatiefenomeen wordt beschouwd als een aanpassing van de hersenen aan het bij herhaling optreden van te lage bloedglucosewaarden. Het centrale zenuwstelsel is hierdoor in staat meer glucose te onttrekken aan het bloed. Dit voorkomt dat symptomen optreden die wijzen op een naderende hypoglykemie.[15] Een verdere daling van de bloedglucosewaarden veroorzaakt neuroglycopenie, dit is een tekort van glucose in het centrale zenuwstelsel, dat gepaard gaat met verschijnselen zoals concentratiestoornissen, hoofdpijn en ten slotte bewustzijnsverlies.

De behandeling van type 1-diabetes is dus goed vergelijkbaar met het 'varen tussen Scylla en Charibdis': het kortetermijnbehandelingsdoel is het vermijden van hypoglykemieën, terwijl op de lange termijn de typische complicaties van diabetes dienen te worden vermeden. Op zich zijn dit uiteraard tegenstrijdige doeleinden die met name voor de patiënt moeilijk hanteerbaar zijn. Angst voor hypoglykemie, vooral bij personen die dit reeds meegemaakt hebben, is niet zeldzaam. Echter, angst voor complicaties komt ook regelmatig voor. Deze angsten hebben uiteraard een belangrijke invloed op de behandeling en op de relatie met de zorgverleners.[16] Immers, indien het behandelingsdoel strijdig is met dat van de patiënt, zal dit gevolgen hebben voor de relatie tussen patiënt en arts. Deze verstoring kan resulteren in het (door de patiënt) niet nakomen van concrete afspraken, het verwaarlozen van de diabetesregulering, of omgekeerd: het dwangmatig vermijden van te hoge glucosewaarden, en tot slot ernstige psychische problematiek.

Mede hierdoor kan diabetes mellitus in psychologisch opzicht beschouwd worden als een van de meest veeleisende chronische ziekten met een grote invloed op het welbevinden van de patiënt. Psychische stoornissen onder personen met type 1- en type 2-diabetes komen zeker tweemaal zo vaak voor als bij personen met een normale glucosetolerantie. Veruit de belangrijkste zijn angststoornissen en depressies. Omgekeerd kunnen psychische factoren ook een belangrijke invloed hebben op de glykemische instelling, onder meer door het vrijkomen van stresshormonen die alle het glucosegehalte verhogen.[16,17] Diabetes bemoeilijkt ook het omgaan met bijzondere omstandigheden als verandering van werk, sport, verhuizen, enzovoort. Het leren omgaan met deze diverse factoren is van groot belang, niet alleen voor het psychisch welbevinden maar ook voor het bereiken en handhaven van de glykemische instelling.

Het veelvuldig voorkomen van psychologische problematiek bij diabetes mellitus rechtvaardigt dat er systematisch aandacht wordt verleend aan het psychosociale functioneren. Hiervoor zijn inmiddels diverse vragenlijsten ontwikkeld.[18]

Ook de sociale gevolgen van het hebben van diabetes zijn talrijk. Hierbij kan gedacht worden aan werk, verzekeringen, hypotheek, autorijden en sport. Voor patiënten die met insuline worden behandeld is het uitgesloten dat ze activiteiten ontplooien die gevaar kunnen opleveren voor zichzelf of voor anderen. Belangrijke voorbeelden zijn vliegen (de gepresenteerde casus is hiervan een voorbeeld), diepzeeduiken en werk met gevaarlijke apparatuur of werk op grote hoogte (bijvoorbeeld in de bouw). Tot voor kort werd hier zeer streng en rigide de hand aan gehouden. De laatste tijd wordt hiermee echter losser omgegaan. Als gevolg van de toenemende mogelijkheden om controle uit te oefenen wordt de verantwoordelijkheid voor de behandelingsresultaten, inclusief het optreden van hypoglykemieën, meer en meer aan de patiënt overgedragen. Indien dit succesvol verloopt, is het verantwoord om de patiënt meer keuzemogelijkheden te verschaffen. Zo wordt het ook mogelijk om te vliegen als steward(ess) en sporten te bedrijven als diepzeeduiken en zweefvliegen. Terecht wordt van de persoon met diabetes verlangd dat hypoglykemieën worden voorkomen door het aanpassen van de insulinedoseringen en/of de voeding.

Het afsluiten van met name levensverzekeringen brengt nog immer grote problemen met zich mee. Standaard worden noodzakelijkerwijs verouderde tabellen gebruikt voor het schatten van de levensverwachting. Gemiddeld wordt de betrokken persoon met diabetes voor het vaststellen van premies ongeveer tien jaar ouder gemaakt. Deze mathematische benadering komt vaak neer op een verdubbeling van de premie. Soms is het voor de arts mogelijk om met goede argumenten (ontbreken van complicaties, goede glykemische instelling, ontbreken van de risicofactoren voor hart- en vaatziekten) deze standaardschatting ten gunste van de betrokkene te laten veranderen.

Het rijbewijs vormt ook een probleem. Personen met diabetes moeten elke drie tot vijf jaar medisch gekeurd worden. Slechts zelden resulteert dit in een afkeuring. Hinderlijk is deze regelmatige keuring natuurlijk wel.

10.4 BENODIGDE ZORG

10.4.1 Type 1-diabetes mellitus

Personen met type 1-diabetes dienen te worden behandeld door specialisten met bijzondere aandacht voor dit ziektebeeld, in nauwe samenwerking met een diabetesteam. Type 1-diabetes vereist intensieve begeleiding teneinde enerzijds acute en chronische complicaties te voorkomen, en anderzijds de kwaliteit van leven te bevorderen. Ook dit laatste vereist goede educatie, met als doel de patiënt in staat te stellen om adequaat met de diabetes om te gaan zonder hem daarbij onnodige beperkingen op te leggen. Deze begeleiding vereist specifieke kennis en ervaring. Derhalve is de rol van de huisarts en de praktijkverpleegkundige in deze specifieke populatie beperkt. Het diabetesteam bestaat uit diabetesverpleegkundigen, diëtisten, oogartsen en podotherapeuten. Zo nodig moet een beroep gedaan kunnen worden op psychologen, gynaecologen, cardiologen, voetspecialisten of anderen.

De laatste jaren wordt het belang van een goede educatie en begeleiding van de patiënt gelukkig in toenemende mate ingezien. Daar waar reeds diabetesteams aanwezig zijn wordt de directe begeleiding van de patiënt voornamelijk verricht door diabetesverpleegkundigen. Deze begeleiding bestaat uit het geven van gestructureerde educatie, het opsporen van psychosociale problematiek en het adviseren bij de zelfregulatie.

Jaarlijks dienen alle patiënten een uitgebreider onderzoek te ondergaan. Hierbij wordt gevraagd naar de frequentie en de ernst van hypoglykemieën, alsook naar klachten die mogelijk wijzen op autonome neuropathie of hart- en vaatziekten. Het overige onderzoek is gericht op het bestaan van oogafwijkingen (cataract, retinopathie), nierafwijkingen (albuminurie), neuropathie (sensibiliteit) en vaatlijden (perifere pulsaties worden bekeken, eventueel wordt er een ECG gemaakt).

Bovendien worden het algemene welbevinden en de tevredenheid met de behandeling geëvalueerd.[18] Tevens is het van belang om tijdig stemmingsproblemen te signaleren. Deze treden zeker niet alleen in het begin van de ziekte op. Ook later, na jaren, kunnen depressies zich manifesteren. Angst voor spuiten en voor prikken, respectievelijk voor het toedienen van de insuline en voor het verkrijgen van bloed uit de vingers voor het meten van het glucosegehalte, komt bij een kleine 5% van de patiënten voor.[19] Soms is deze angst dermate ernstig dat de patiënt afhankelijk is van derden voor het toedienen van de insuline. Het zal duidelijk zijn dat deze verschillende vormen van psychologische problematiek elk op een andere wijze de instelling van de diabetes en het algemene welbevinden nadelig kunnen beïnvloeden. Patiënten met een angst voor hypoglykemieën zullen 'kiezen' voor hogere bloedglucosewaarden die de kans op hypoglykemieën uiteraard reduceren, echter de kans op langetermijncomplicaties aanzienlijk kunnen verhogen.

10.4.2 Type 2-diabetes mellitus

Personen met type 2-diabetes worden in het algemeen behandeld door huisartsen, al dan niet in een structureel samenwerkingsverband met de tweede lijn of met een zogenoemde diabetesdienst. Deze diensten zijn gevestigd in de eerste lijn, bijvoorbeeld bij een huisartsenlaboratorium of bij een thuiszorgorganisatie. Ze faciliteren de behandeling door de huisarts. Dit gebeurt door het verzorgen van de educatie, het verrichten van het laboratoriumonderzoek en het uitvoeren van onderzoek in het kader van de jaarlijkse controle. Want ook voor type 2-diabetespatiënten geldt dat er jaarlijks onderzoek verricht dient te worden naar het bestaan van complicaties of risicofactoren voor hart- en vaatziekten.

De complexiteit van de zorg bij type 2-diabetes mellitus en de vrees voor polyfarmacie (het voorschrijven van veel geneesmiddelen) dragen ertoe bij dat er vaak gesproken moet worden van onderbehandeling. Het vergt uiteraard ook enige motivatie om personen die zich niet ziek voelen te behandelen met verschillende geneesmiddelen voor het verlagen van de bloedglucosewaarden, de bloeddruk en de serumlipiden. Dit geldt temeer daar sommige van deze geneesmiddelen klachten kunnen geven, zoals moeheid, lusteloosheid en impotentieklachten. Echter, de laatste jaren is in toenemende mate duidelijk geworden dat deze geïntegreerde benadering effectief is bij het bestrijden van complicaties. Van doeltreffendheid is echter nog geen sprake, gelet op de moeizame implementatie in het zorgsysteem.

De jaarlijkse controles volgen hetzelfde patroon als die bij patiënten met type 1-diabetes, uiteraard inclusief de vragen naar het welbevinden en psychosociale problematiek. Tevens is het zeer aanbevelenswaardig om al in een vroege fase, wanneer patiënten nog behandeld worden met tabletten, te vragen naar eventueel bestaande spuit- en/of prikangst. Dit biedt de gelegenheid om de patiënten rustig voor te bereiden op de eventuele noodzakelijke insulinetherapie. Vaak blijkt dat zij zich nodeloos ongerust maken als gevolg van een verkeerd verwachtingspatroon.

10.4.3 Diabetes Vereniging Nederland (DVN)

De DVN is de grootste patiëntenvereniging in Nederland met ruim 40.000 leden. Zij biedt een ruim scala van cursussen voor patiënten met type 1- en type 2-diabetes. Tevens biedt zij informatie over verschillende sociale zaken, zoals rijbewijs, ziektekosten en overige verzekeringen.

Het maandblad *Diabc* informeert over diverse medische, alsook sociale zaken. Tot op heden zijn met name type 1-diabetespatiënten lid van deze vereniging. Nadrukkelijk moet gesteld worden dat zij ook voor de type 2-diabetespatiënten belangrijke informatie kan ge-

ven, evenals steun in de vorm van cursussen en belangenbehartiging.

10.5 SAMENVATTING VAN DE HUIDIGE KNELPUNTEN

De zorg voor personen met diabetes is complex vanwege de diverse lichamelijke en psychosociale aspecten. Tegenwoordig wordt
het uitgangspunt gehuldigd dat de patiënt zelf medeverantwoorde-
lijk is voor het bereiken van de behandelingsdoelen, alsook voor het
toezien op het feit dat het jaarlijkse onderzoek plaatsvindt. Uiteraard
kan op deze verantwoordelijkheid alleen een beroep worden gedaan
wanneer de patiënt de nodige educatie heeft ontvangen en vaardigheden heeft ontwikkeld. Vastgesteld moet worden dat lang niet alle
personen met diabetes deze educatie hebben ontvangen. Dit moet
worden toegeschreven aan het ontbreken van diabetesverpleegkundigen in talrijke klinieken en in de eerste lijn.

De structuur van de zorg voor de type 2-diabetespatiënt zal de
komende jaren als gevolg van de strengere behandelingsnormen volop de aandacht krijgen. Uitgangspunten hierbij zijn dat kwalitatief
goede zorg voor eenieder toegankelijk moet zijn en dat de zorg on-
derworpen moet worden aan kwaliteitstoetsing. De voor een adequate diabeteszorg noodzakelijke aanpassingen in de zorgstructuur be-
helzen een grotere inzet van diabetesverpleegkundigen, protocollaire zorg van de patiënt en registratie van de patiënten, alsook van de
jaarlijkse controles. Dit biedt de mogelijkheid van procesmatige kwaliteitstoetsing van de diabeteszorg. Deze ontwikkelingen hebben
reeds plaatsgevonden op enkele plaatsen in Nederland. Een succesvolle implementatie van adequate diabeteszorg vergt nauwe samenwerking tussen de betalers van de zorg (ziektekostenverzekeraars)
en de verschillende zorgverleners in de eerste en tweede lijn.[20]
Alleen dan zal het mogelijk zijn om afstemming van zorgtaken te realiseren.

Een ander belangrijk knelpunt is dat er een groot aantal (meer dan
50% van het totaal) personen met type 2-diabetes als zodanig onbe-
kend is.[2] Vooralsnog wordt van screening van de totale populatie boven de 45 jaar afgezien vanwege de enorme belasting van het zorgsysteem en van de betrokken personen. De voorkeur wordt gegeven
aan gericht onderzoek van de persoon met een verhoogd risico. Dit
zijn de personen met een positieve familieanamnese voor diabetes,
overgewicht, hypertensie en manifeste hart- en vaatziekten, alsook
personen met een zittend bestaan. Het opsporen van deze personen
wordt vergemakkelijkt door een recentelijk ontworpen vragenlijst
waarmee relatief eenvoudig het risico op het bestaan van diabetes
kan worden vastgesteld.[21] Deze vragenlijst, afgebeeld in figuur 10-3,

Vragenlijst   Naam: ....

Gelieve in te vullen door de patiënt en daarna
terug te geven aan de arts of de assistente.

1   Wat is uw leeftijd?   ☐☐ jaar

2   Wat is uw geslacht?   M ☐ v ☐*
    Wat is uw lengte?   ☐☐☐ cm
    Wat is uw gewicht?   ☐☐☐ kg

                                                             ja   nee
3   Heeft uw vader, moeder, broer of zus diabetes (gehad)?   ☐   ☐*

4   Gebruikt u medicijnen tegen te hoge bloeddruk?   ☐   ☐*

5   Heeft u vaak dorst?   ☐   ☐*

6   Heeft u tijdens het lopen vaak pijn in de benen?   ☐   ☐*
    Zo ja, wat doet u dan?
a   gewoon doorlopen alsof er niets aan de hand is   ☐
b   stilstaan of langzamer gaan lopen   ☐

7   Bent u eerder kortademig dan uw leeftijdgenoten bij   ☐   ☐*
    het lopen?

8   Fietst u?   ☐   ☐*

* aankruisen wat van toepassing is

*Figuur 10-3   De diabetes-vroegdetectievra-
genlijst uit de Hoorn-Studie*

is ontworpen op basis van de gegevens verkregen in de Hoorn-Studie[21]. De in deze lijst opgenomen factoren waren in de bevolking van
Hoorn geassocieerd met het bestaan van nog niet gediagnosticeerde
diabetes mellitus. Op basis van de totale score kan de beslissing genomen worden om verder onderzoek te verrichten naar het bestaan
van diabetes door het bepalen van het bloedglucosegehalte. De effectiviteit van deze methode om vroege diagnostiek te verrichten wordt
momenteel in een uitgebreid onderzoek nagegaan.

REFERENTIES

1 ADA. American Diabetes Association. Report of the expert committee on the diagnosis and classification of diabetes mellitus. Diabetes Care 1997;20:883-97.

2 Heine RJ, Mooy JM. Unidentified diabetes and impaired glucose tolerance. Postgraduate Med J 1996;72:67-71.

3 Ruwaard D, Hirasing RA, Reeser HM et al. Increasing incidence of type 1 diabetes in the Netherlands. The second nation wide study among children under 20 years of age. Diabetes Care 1994;17:599-601.

4 Valk GD, Eijk JThM van, Heine RJ. Suikerziekte, In: Volksgezondheid Toekomst Verkenning 1997 V. Effecten van zorg. RIVM, Elsevier. P.:85-105.

5 DCCT research Group. The effect of intensive treatment of diabetes in the development and progression of long term complications in insulin dependent diabetes mellitus. N Engl J Med 1993;329:977-86.

6 Mooy JM, Grootenhuis PA, Vries H de, et al. Prevalence and determinants of glucose intolerance in a Dutch Caucasian population: The Hoorn Study. Diabetes care 1995;185:1270-3.

7 Harris MI, Kleine RE, Welborn TA, Knuiman MW. Onset of NIDDM occurs at least 4-7 years before clinical diagnosis. Diabetes Care 1992;15:815-9.

8 DeFronzo RA. The triunvirate: beta cell, muscle, liver. A collusion responsible for NIDDM. Diabetes 1988;37:667-87.

9 Reaven GM. Role f insulin resistance in human disease. Diabetes 1988;37:1595-1607.

10 Haffner SM, Lehto S, Ronnema T, Pyörälä K, Laakso M. Mortality from coronary heart disease in subjects with type 2 diabetes subjects with and without prior myocardial infarction. N Engl J Med 1998;339:229-34.

11 Sonnaville JJJ de, Heine RJ,. Non insulin dependent diabetes mellitus: presentation and treatment. Medicine 1997;25:19-22.

12 Consensus cholesterol, 2e herziening 1998. Behandeling en preventie van coronaire hartziekten door verlaging van de plasmacholesterolconcentratie. CBO Utrecht.

13 UK Prospective Diabetes Study Group. Tight blood pressure control and risk of macrovascular and microvascular complications in type 2 diabetes. BMJ 1998;703-13.

14 UK Prospective Diabetes Study Group. Intensive blood glucose with control with sulphonylurea or insulin compared with conventional treatment and risk of complications in patients with type 2 diabetes (UKPDS 33). Lancet 1998;352:837-53.

15 Towler DA, Havlin CE, Croft S, Cryer P. Mechanism of awareness of hypoglycaemia. Perception of neurogenic (predominantly cholenergic) rather than neuroglycopenic symptoms. Diabetes 1993;42:1791-8.

16 Lustman PJ. Anxiety disorders in adults with diabetes mellitus. Psych Clin North Am 1988;11:419-31.

17 Gavard JA, Lustman PJ, Clouse RE. Prevalence of depression in adults with diabetes. An epidemiological evaluation. Diabetes Care 1993;16:1167-78.

18   Pouwer F, Snoek FJ, Ploeg HM van der, Heine RJ, Brand AN. A comparison of the standard and the computerized versions of the Well-being Questionnaire (WBQ) and the Diabetes Treatments Satisfaction Questionnaire (DTSQ). Quality of Life research 1998;7:33-8.
19   Snoek FJ, Mollema ED, Heine RJ, Bouter LM, Ploeg HM van der. The Diabetes Fear of Injecting and Self-testing Questionnaire (D-FISQ) first findings. Diabetic Med 1997;14:871-6.
20   Nijpels G, Hoovers T, Dekker JM, Heine RJ. Regionaal georgani-seerde diabeteszorg: Het diabetes zorgsysteem West Friesland. Medisch Contact 1998;53:1164-6.
21   Ruige JB, Neeling JND de, Kostense PJ, Bouter LM, Heine RJ. Per-formance of a NIDDM screening questionnaire based on systems and riskfactors. Diabetes Care 1997;20:491-6.

11 Kanker

N.P. van Duijn, E. Schadé

11.1 INLEIDING

Het aantal patiënten met kanker blijft toenemen. Voor sommigen van hen zijn de kansen op genezing en ziektevrije overleving duidelijk toegenomen. Ook is voor velen die niet genezen, de overlevingsduur langer geworden. Het beloop van de ziekte heeft uiteraard consequenties voor de zorgverlening. In de ziektegeschiedenis van patiënten met kanker zijn verschillende fasen te onderscheiden, naargelang de mogelijkheden die er zijn om het ziekteverloop te beïnvloeden: de diagnostische, de curatieve, de ziektevrije, de palliatieve en de terminale fase. In elke fase is zorg nodig. Doel en inhoud verschillen echter in de verschillende fasen en daarmee ook de bemoeienissen van de diverse hulpverleners. In de praktijk gaat het echter steeds om één patiënt met een voortschrijdende ziektegeschiedenis. In § 11.5 tot en met 11.9 komen de diverse fasen aan de orde, onder andere aan de hand van een casus.

11.2 EPIDEMIOLOGIE

In de *Volksgezondheid Toekomst Verkenning 1997*[1] zijn epidemiologische kengetallen samenhangend weergegeven.

De meest voorkomende vormen van nieuw vastgestelde kanker zijn long- en prostaatkanker voor mannen, en borstkanker en kanker van het maagdarmkanaal voor vrouwen.

De incidentie is als het ware de noemer van problemen in de diagnostische fase; de puntprevalentie is de noemer van problemen in alle fasen. Als de sterfte in de buurt komt van de incidentie betekent dit dat overlijden meestal snel optreedt na de diagnose, zoals het geval is bij longcarcinoom en slokdarmkanker. Bij borst- en prostaatkanker daarentegen is de puntprevalentie hoog vergeleken met de incidentie. Dit betekent dat veel patiënten curatief behandeld zijn, dan wel nog jaren leven alvorens in de palliatieve en terminale fase terecht te komen.

Tabel 11-1 Incidentie per 1000 per jaar, puntprevalentie per 1000 en sterfte per 100.000 per jaar naar geslacht gestandaardiseerd naar de bevolking van Nederland in 1994[1]

Aandoening	Incidentie		Puntprevalentie		Sterfte	
	man	vrouw	man	vrouw	man	vrouw
slokdarmkanker	0,08	0,04	0,05	0,04	8,6	4,1
maagkanker	0,20	0,11	0,64	0,44	15,9	9,9
dikkedarmkanker	0,32	0,37	1,73	2,14	20,0	21,8
endeldarmkanker	0,20	0,16	1,15	1,02	6,2	5,5
longkanker	0,95	0,22	2,09	0,34	91,2	21,0
melanoom	0,09	0,12	0,49	0,93		
plaveiselcel huidkanker	0,24	0,13	1,23	0,67		
borstkanker	0	1,30	0	9,32	-	45,7
prostaatkanker	0,72	-	2,39	-	31,2	-
non-Hodgkinlymfomen	0,14	0,11	0,54	0,47	7,2	6,5

11.3 BEHANDELING

Er bestaan drie hoofdvormen van medische behandeling tegen de tumor: chirurgie, bestraling en chemotherapie (waaronder ook de behandeling met hormonen, tumormodulatoren, enzovoort). Deze kunnen enkelvoudig of in combinatie worden toegepast, met een curatieve of een palliatieve intentie. Naast het heilzame effect kunnen dergelijke behandelingen echter ook zeer belastende gevolgen hebben.

Chirurgie komt vooral in aanmerking wanneer de ziekte niet is uitgebreid buiten het orgaan waarin het is ontstaan. Het is om deze reden dan ook de methode met het hoogste rendement voor genezing of langere overleving. Wanneer de kans op uitzaaiing groter wordt geacht, zal gekozen worden voor een gecombineerde behandeling met radio- en/of chemotherapie. Chirurgie komt eveneens in aanmerking als palliatieve behandeling en ter reconstructie van verminkingen. Momenteel wordt bij ongeveer 70% van alle kankerpatiënten chirurgie toegepast, terwijl dit bij ongeveer maximaal 30% tot genezing leidt.

Radiotherapie komt vooral in aanmerking als lokale of regionale vorm van behandeling, wanneer dat chirurgisch niet mogelijk is of wanneer chirurgie ernstige verminkingen zou veroorzaken. Voor radiotherapie is zeer precieze bepaling van de uitbreiding van de tumor van belang. In de afgelopen twintig jaar is er grote vooruitgang geweest in de bestralingstechniek, hetgeen heeft geleid tot een steeds beter effect op de tumor en het sparen van het normale weefsel. Grote vorderingen zijn onder andere gemaakt bij de behandeling van stemband- en baarmoederhalskanker en de ziekte van Hodgkin

Radiotherapie is bovendien van grote waarde in de palliatieve behandeling, bijvoorbeeld bij pijnlijke uitzaaiingen in het skelet.

Chemotherapie is geïndiceerd voor in het lichaam uitgezaaide vormen van kanker. De kans op een effect is echter maar 10% voor alle vormen van kanker.[2]

Een belangrijk gedeelte van de kankerbehandeling is gericht op het bestrijden van symptomen ter verbetering van de kwaliteit van leven. Hieronder valt het opheffen van darmobstructie door de chirurg, het verkleinen van pijnlijke skeletuitzaaiingen door middel van bestraling, het tijdelijk verkleinen van gezwellen door middel van chemotherapie, de algemeen ondersteunende behandeling zoals pijn- en infectiebestrijding, en het toedienen van bloed en bloedproducten.

11.4 SAMENWERKING TUSSEN EERSTE EN TWEEDE LIJN

Binnen de specialistische oncologie wordt geregeld de wenselijkheid geconstateerd de huisarts en de thuiszorg meer in te schakelen bij de nazorg en controle van een beschreven groep patiënten in de palliatieve fase of in de ziektevrije periode.[3] Van groot belang is in deze de opstelling van de huisarts in de relatie met de patiënt, ook wanneer zijn rol op medisch-somatisch gebied betrekkelijk gering is. Het is geen uitzondering dat in een dergelijke situatie de patiënt zijn of haar huisarts niet of nauwelijks ziet.[4,5]

Ziekenhuis en specialisten daarentegen moeten hun beleid niet uitsluitend laten afhangen van de mate waarin specialistische therapieën kunnen worden toegepast. Ook als er geen specialistische behandelingen (meer) plaatsvinden, dient men de eigen verantwoordelijkheid jegens de patiënt inhoud te geven. Dit vereist onder meer ondersteuning van degene die de thuiszorg behartigt. Deze ondersteuning kan bestaan uit consultatie of uit een gerichte specialistische interventie.[4]

Mevrouw A., 56 jaar, had het nog even aangezien, want misschien was het geen echt knobbeltje in haar borst. Ze wilde niet denken aan iets ergs, omdat ze voor haar man moest zorgen die steeds vergeetachtiger werd. Hij zou een beginnende dementie kunnen hebben, had de dokter gezegd.

De huisarts onderzocht haar borsten en regelde een afspraak voor een mammogram. Dit gaf 'onduidelijke afwijkingen' te zien. 'Onzeker op de foto', zei haar huisarts, 'maar dit moet uitgezocht worden. Ik heb een afspraak met de chirurg voor je gemaakt'.

11.5 DIAGNOSTISCHE FASE

Door het algemene karakter van de klachten hebben de bekende vroege alarmsymptomen van kanker een lage voorspellende waarde. Bij de helft van nieuwe diagnoses kanker zijn er geen klachten, of zijn de klachten nog aspecifiek.[6,7] Soms ook vertelt de patiënt niet het hele verhaal, of de arts luistert niet goed naar vage aanwijzingen. Maar vooral geldt hier dat het ziektebeeld zich nog onvoldoende heeft ontwikkeld. Bij enige verdenking op kanker is afwachten dan de oplossing, maar dit betekent wel dat er 'actief afgewacht' moet worden met een onvoorwaardelijke controleafspraak. Bij verdenking op kanker is afwachten een diagnostische beslissing, geen voorlopige afsluiting van het diagnostisch proces.

Comorbiditeit bemoeilijkt de diagnostiek van kanker. Ouderen hebben al zoveel klachten door andere ziekten, dat nieuwe klachten of een klachtenvermeerdering minder gemakkelijk opgemerkt worden.

De diagnostische fase wordt door veel patiënten als zeer belastend ervaren. Naast onzekerheid spelen gedachten over een mogelijk ingrijpend veranderd levensperspectief. De controle over het eigen leven wordt bedreigd. Slechts weinigen kunnen stoïcijns wachten op de uitslag van aanvullend onderzoek.

> Mevrouw A. onderging de borstpunctie, maar die leverde geen zekere diagnose op. Aansluitend is een biopsie uitgevoerd. Het onderzoek van dit biopt kost tijd; ze moest wachten. De uitslag luidde borstkanker.
>
> Dit veranderde definitief het toekomstbeeld van mevrouw A. Deze situatie kon ze niet aan. Ze beschouwde het als haar taak voor haar man te zorgen en wie zou dat nu doen?

Tegelijk moeten er in deze fase vaak wel beslissingen worden genomen. Er wordt van de patiënt veel geëist in een toestand waarin hij psychisch niet op zijn sterkst is. Vermoeidheid en slapeloosheid komen dan ook vaak voor. Alles bij elkaar genomen kan in deze fase van een crisissituatie worden gesproken.

De diagnose kanker betekent niet alleen voor de patiënt een schok, maar ook voor de omgeving. Tegelijk geeft de definitieve diagnose duidelijkheid. Klachten die de patiënt heeft, kunnen nu beter geïnterpreteerd worden door omstanders. In deze fase zullen de naasten voornamelijk steunend optreden, bijvoorbeeld door informatie aan te dragen. Meegaan bij bezoeken aan artsen is een belangrijke taak van familieleden en vrienden.

Mevrouw A. steunde vooral op haar vriendin. Aan haar twee kinderen 'had ze niet zoveel', zei ze. Maar praktische zaken als boodschappen doen, vervoer regelen en op haar man passen namen de kinderen wel degelijk op zich.

In de diagnostische fase melden de meeste patiënten zich ziek op het werk. Dan wordt de toon gezet voor het contact met de bedrijfsarts en de werkplek. De collega's en de leiding moeten worden geïnformeerd. Hun reactie zegt veel over te verwachten problemen bij de reïntegratie later. Bij een slechte prognose is aandacht voor een passende beëindiging van het werk nodig.[8]

Voor ouderen kan de diagnostische fase ook fysiek belastend zijn. Het regelen van afspraken en vervoer moet dan overgenomen worden door anderen. Ook kan het hen aan overzicht mankeren. De huisarts dient erop toe te zien dat de praktische kant van het diagnostische proces goed verloopt. De familie speelt hierin een belangrijke rol. Bij weinig zelfredzame of eenzame patiënten kan de praktijkassistente de regie overnemen. Deze contacten bieden tegelijk een goede kapstok voor de begeleiding in deze onzekere fase.

11.6 CURATIEVE FASE
In de curatieve fase wordt alles gericht op het 'uitroeien' van kanker, of ten minste op levensverlenging. Deze periode wordt gekenmerkt door een vaak intensieve behandeling met chirurgie, radiotherapie, chemotherapie of combinaties. Bijwerkingen zijn tot op zekere hoogte aanvaardbaar, omdat de behandeling op genezing is gericht. Hoewel kanker vaak een chronisch beloop kent, heeft de ziekte in de curatieve fase veel kenmerken van een acute ziekte: intensieve geneeskundige activiteiten, snelle veranderingen in de gezondheidstoestand, een bedreigende diagnose en een onzekere prognose. Zeven procent van alle kankerpatiënten, overigens niet bij alle vormen van kanker, overlijdt zelfs binnen een maand na het stellen van de diagnose.[9]
Comorbiditeit in deze fase beperkt vaak de curatieve mogelijkheden. Dit geldt vooral voor chirurgische behandelingen.

11.6.1 Psychische problemen
De psychologische problemen in deze fase zijn afhankelijk van het type behandeling waarin de patiënt verkeert.

De vriendin van mevrouw A. ging bij elk bezoek aan de polikliniek mee. Bij ziekenhuisopnamen was zij degene die haar hielp met kleine beslissingen als het regelen van bezoek wanneer mevrouw A. te ziek was om zelf knopen door te hakken. Maar ze bleef buiten de contacten met artsen en verpleegkundigen, want dat kon mevrouw A. heel goed zelf.

In het algemeen kan gesteld worden dat de behandeling de patiën weer hoop en controle kan bieden. Na de eerste periode van onzeker heid wordt er in deze periode 'iets gedaan'. Daardoor hoeft men zich minder machteloos te voelen. Wel is de diagnose nu definitief vastge steld en valt de ziekte minder gemakkelijk te ontkennen. Daarom zullen angst, verdriet en opstandigheid in deze periode vaak aanwe zig zijn (zie tabel 11.2). Een deel van de problemen hangt af van he type behandeling. Door operaties kunnen functieverlies en verlie van autonomie optreden. Het veranderde lichaamsbeeld en plotse ling optredende lichamelijke beperkingen kunnen moeilijk te ver werken zijn. Ook verminderd seksueel functioneren kan een belang rijk probleem zijn.

Tabel 11.2 Percentage patiënten met kanker in de curatieve fase dat problemen heeft als gevolg van psychische, praktische en financiële problemen[10]

Aard probleem	Percentage
Psychische problemen	
behandeling	16
verandering in functioneren	32
aantasting van het lichaam	8
levensbedreigend karakter van kanker	72
relationele problemen	24
Praktische en financiële problemen	
tijdens de behandeling	16
tijdens herstel van behandeling	44

Mevrouw A. werd geopereerd aan haar borst. Vrij kort na de op ratie werd ze in het ziekenhuis bezocht door een vrouw met de vraa of ze al informatie wilde over borstprothesen. Ze was daar nog ni aan toe. Ze maakten een afspraak voor over twee weken. Inmidde was een verpleegkundige een paar keer een praatje komen make om te zien waar ze behoefte aan had: gewoon wat steun, informati hulp bij communicatieproblemen? De oncologieverpleegkundig kwam afspraken maken voor het bezoek aan de polikliniek en de b geleiding.

11.6.2 Belasting voor patiënt en familie

Radiotherapie brengt eigen problemen met zich mee. Vermoeidheid is een van de belangrijkste klachten. Voor bijna alle patiënten vormt het veelvuldige reizen een belasting. Chemotherapie is vaak de meest belastende behandelingsvorm. Ook hierbij is energieverlies een belangrijke klacht.

In de curatieve fase werken de meeste patiënten enige tijd niet of minder. Patiënten vertonen hierin overigens grote verschillen.

> De leidster van het vrijwilligersteam waarvan mevrouw A. deel uitmaakte hield belangstellend telefonisch contact met mevrouw A. Toen de radiotherapie afgesloten was heeft ze met mevrouw A. plannen gemaakt voor later, als ze opgeknapt was. Mevrouw A. wilde tezijnertijd graag weer de draad van haar werk oppakken, maar niet meer werken met heel zieke mensen. Dat kon geregeld worden.

Het succes van de werkhervatting kan beïnvloed worden door de continuering van contact in deze fase, bijvoorbeeld met collega's, leidinggevenden of bedrijfsarts.

11.6.3 Verzorging

Door de toename van poliklinische behandelingen is de patiënt eerder, en daardoor zieker, thuis waardoor hij of zij meer hulp behoeft. Naast professionele hulp wordt in deze fase veel gevraagd van naasten. Deze werken vaak zelf en zijn daardoor maar beperkt beschikbaar. Er moet dan ook aandacht zijn voor de draagkracht van het thuisfront en voor de aanwezige praktische en financiële mogelijkheden om die zorg uit te voeren.

De heilzame maar vaak ook belastende gevolgen van de curatieve behandeling vragen om extra zorg. Hiervoor wordt veelal gespecialiseerde oncologieverpleegkundige hulp ingeschakeld, naast andere professionele zorg.

Inmiddels was de transferverpleegkundige van het ziekenhuis ingeschakeld. Deze zorgde voor een goede aansluiting met de thuiszorg: ze regelde een paar dagdelen gezinsverzorging voor het huishouden en wijkverpleging voor de wondverzorging. De oncologieverpleegkundige zorgde voor een goede verpleegkundige overdracht en zag mevrouw A. regelmatig op de polikliniek. Mevrouw A. kreeg het druk, want de kinderen waren er vaak, de huisarts kwam af en toe langs en de fysiotherapeut behandelde haar voor een dreigende frozen shoulder en haar dikke lymfoedemateuze arm.

Naarmate de therapie langer duurt of in intensiteit toeneemt, zal er ook meer behoefte bestaan aan hulp bij de huishoudelijke of persoonlijke verzorging. Deze verzorging is in principe tijdelijk, gekop-

peld aan de geplande duur van de therapie en de tijdelijke beperki
gen van de patiënt.[11]

11.7 ZIEKTEVRIJE PERIODE

Na de eerste behandelfase kan er een jarenlange, of levenslang
ziektevrije periode aanbreken. De patiënt gaat periodiek voor contr
le naar de specialist. Na verloop van tijd wordt de patiënt uit de co
trole ontslagen of wordt deze overgenomen door de huisarts.

> Mevrouw A. gebruikte tamoxifen op voorschrift van de internis
> oncoloog omdat dit haar betere kansen op overleving bood. De b
> doeling was dit jaren te gebruiken. Dagelijks herinnerde dit haar aa
> wat ze meegemaakt had.

De angst en de ongerustheid voor een recidief blijven bestaan of n
men zelfs toe. Het percentage patiënten dat somatische probleme
heeft in de ziektevrije fase is nagenoeg even hoog als tijdens de cur
tieve fase (60%).[10] Dit kan tot meer doktersbezoek leiden, maar
zijn ook patiënten die alles wat medisch is nadrukkelijk vermijder
In de ziektevrije periode lijken familieleden van de patiënt
huisarts vaker te bezoeken. Er is als het ware meer aandacht voor
eigen gezondheid, meer onzekerheid ook.

> Bericht ging uit naar de dochters van mevrouw A., want oma
> een tante hadden ook borstkanker gehad. De dochters, rond
> veertig jaar, bespraken met hun huisarts of ze niet eerder dan
> hun vijftigste jaar met regelmatige screening moesten beginne
> Hun risico op borstkanker was immers verhoogd.

Bij familiaire risicofactoren kunnen afspraken gemaakt worden vo
screening of gerichte *case finding*. Tegelijk kunnen deze contacte
fungeren als een indirecte controle van vermijdende patiënten.
In de ziektevrije periode behoren de psychische gevolgen van
ziekte niet automatisch tot het verleden. Men valt in een 'gat' nu
aandacht niet meer op de behandeling gericht is. Velen zullen angst
ge of depressieve perioden doormaken. De aard van de psychisch
problemen verandert, maar de totale prevalentie van psychische pr
blemen verandert nauwelijks ten opzichte van de curatieve fase.
In deze fase lijken vrienden en familie juist verder te willen gaa
met het gewone leven: de aandacht voor de patiënt en diens ziek
vermindert gaandeweg. Daarmee kan een discrepantie ontstaan tu
sen de behoeften van de patiënt en de aandacht van anderen.[8]

De vriendin van mevrouw A. kon het steeds minder opbrengen haar te steunen. Mevrouw A. leunde wel erg zwaar op haar, omdat ze geen steun kreeg van haar man. De vriendin wilde weer gezellig met haar op stap gaan en praten over gewone dingen. Dit gaf een tijdelijke verwijdering. Later hebben ze dit uitgepraat en de relatie hersteld.

11.7.1 Blijvende gevolgen

Veel patiënten hebben blijvend minder energie, zonder duidelijke reden. Ook is hun belangstelling verschoven. Velen kiezen voor een andere verhouding tussen privé en werk. Patiënten kunnen moeite hebben met een stoma, onzeker zijn over hun seksualiteit, en angstige en depressieve perioden doormaken. Immers, de zekerheid over het bestaan is bij velen van hen definitief aangetast. Ten slotte zal de acceptatie van het veranderd lichaamsbeeld voor een aantal patiënten moeilijk zijn, vooral na ingrijpende operaties. Voor veel patiënten blijven de regelmatige controles omgeven met emoties. Angst voor terugkeer van de ziekte en de opluchting na de controle confronteren de patiënt telkens opnieuw met diens extra kwetsbaarheid.

11.7.2 Werk

In de ziektevrije fase is de terugkeer naar het eventuele werk aan de orde. Vaak is afstemming nodig tussen het soort werk, de situatie en de conditie van de patiënt. Samen met de bedrijfsarts moeten de beperkingen voor het uitoefenen van het werk in kaart gebracht worden en moet de werkhervatting hierop worden afgestemd.[8] Soms zijn de gevolgen van ziekte en behandeling duidelijk zichtbaar, zoals bij patiënten die een mutilerende operatie ondergaan hebben. Andere gevolgen zijn minder zichtbaar, zoals vermoeidheid en problemen met de aandacht, de concentratie en het slapen. Aan de ene kant wil de patiënt op zijn werk serieus genomen worden. Aan de andere kant kan van collega's niet verwacht worden dat ze zeer langdurig rekening blijven houden met iemand die in feite hersteld verklaard is.[8]

Het vrijwilligerswerk kon mevrouw A. niet meer opbrengen. Zorgen voor anderen, ze kon het niet meer. In overleg kreeg ze administratieve taken binnen de vrijwilligerscentrale. Ze was hier heel gelukkig mee, want de hele dag thuiszitten met haar man, dat was ook niet alles.

Meer regelmogelijkheden en een flexibele omgeving verhogen de kans op een succesvolle werkhervatting. Maar velen ervaren wel inperking van hun mogelijkheden. Ambities, carrière en solliciteren liggen anders dan voordat ze kanker kregen. Ook praktisch gezien zijn er beperkingen met bijvoorbeeld pensioenkeuringen en arbeidsongeschiktheidsverzekeringen.

11.7.3 Kinderen met kanker

Een bijzondere categorie wordt gevormd door kinderen met kanker die curatief behandeld zijn. Niet alleen is hun perspectief anders door wat ze doorgemaakt hebben, maar ook sociaal stuiten ze op belemmeringen. De diagnose blijft hen (ook later) achtervolgen bij de keus voor een opleiding, sollicitaties en verzekeringen. Late gevolgen door de behandeling komen veel voor, zoals ernstige vermoeidheid, leer- en concentratiestoornissen en afwijkingen van het bewegingsapparaat. De kans op een tweede maligniteit is 2%.

11.8 PALLIATIEVE FASE

De palliatieve fase is aangebroken wanneer genezen van kanker niet meer mogelijk is. Dit overkomt 53% van de kankerpatiënten. Het doel van een palliatieve behandeling is de kwaliteit van leven te bevorderen, rekening houdend met de belasting en de andere nadelen van de behandeling zelf. We onderscheiden op de tumor gerichte palliatie en op symptomen gerichte palliatie.

Palliatieve behandeling die op de tumor is gericht, kan bestaan uit hormonale therapie, chirurgie, chemotherapie, radiotherapie of immunotherapie. Deze behandeling kan naast de symptoomverlichting ook verlenging van het leven tot doel hebben.

> Mevrouw A. kreeg na vier jaar pijn in de rug. Dit had ze anders nooit. Verder onderzoek liet een wervelmetastase zien in de zesde borstwervel. Haar internist-oncoloog besprak met haar de mogelijkheden: bestraling, behandeling met bisfosfonaten, wellicht chemotherapie. Mevrouw A. was voor haar gevoel weer terug bij af.

De op symptomen gerichte palliatieve behandeling omvat bijvoorbeeld pijnbestrijding, bestrijding van benauwdheid en van problemen in de darmpassage. Ernstige symptomen komen zowel in het ziekenhuis als in de huisartspraktijk bij meer dan de helft van de patiënten voor.

> De symptomatische behandeling van mevrouw A. werd uitgevoerd door de internist-oncoloog en de huisarts gezamenlijk. Dit leidde tot communicatieproblemen. Daarom werd een logboek ingesteld. Beide artsen noteerden hierin wat ze deden en voorschreven. Mevrouw A. had dit bij zich bij elk doktersbezoek en noteerde er haar eigen vragen bij.

11.8.1 Psychische problemen

Wanneer duidelijk is dat men niet van de ziekte is genezen of wanneer metastasen zijn gevonden, voelen de meeste patiënten zich gespannen en slapen ze slecht of juist heel veel. Het definitief beperkte levensperspectief geeft angst en verdriet. Een volgende periode vol onzekerheid is aangebroken. Psychische symptomen komen even vaak voor als lichamelijke symptomen. Vaak worden deze onvoldoende behandeld. Een depressieve stoornis komt regelmatig voor, ook als rekening gehouden wordt met de definitieproblemen van de diagnose depressie in deze fase. Sommige patiënten staan opvallend positief tegenover de mogelijkheden van een behandeling. Ze kunnen het beter aan als ze de werkelijkheid enigszins ontkennen. Patiënten kunnen op zoek gaan naar alternatieve behandelingen, meestal naast de gebruikelijke medische controles. Dit geeft hen in ieder geval het gevoel zelf iets te kunnen doen.[8]

In deze en de volgende fase is werken meestal niet meer aan de orde, hoewel sommigen opvallend lang blijven doorgaan. Er is aandacht nodig voor een goede beëindiging van het werk en de afsluiting van de carrière.

11.8.2 Relaties met anderen

In deze fase past de omgeving zich vaak aan de patiënt aan in plaats van andersom.

Geleidelijk verschuift nu het accent naar de thuissituatie. Daar neemt het beroep, dat op de directe omgeving van de patiënt wordt gedaan, weer toe. Een kwart van de patiënten heeft relationele problemen met anderen dan de naaste familie.

> Mevrouw A. en haar vriendin slaagden erin een intensieve relatie te onderhouden, hoe moeilijk haar vriendin dit in het begin ook vond. De leidster van de vrijwilligerscentrale bleef contact houden en dit waardeerde mevrouw A. bijzonder, hoe moe ze vaak ook was. De relatie met de kinderen verdiepte zich; ze was hier erg gelukkig mee.

Sommige vrienden vermijden de patiënt, anderen zijn tot grote steun. Dit kan ook de perceptie van verlating en afscheid zijn. Vrienden durven soms de intimiteit thuis niet te verstoren, zonder te vragen of dit ook zo is. Eenmaal gevraagd blijken de meeste patiënten veel behoefte te hebben aan intensieve contacten met anderen dan huisgenoten.

11.8.3 Verzorging

De intensiteit van de zorg is aangepast aan het overheersende doel: bevordering van de kwaliteit van leven van de patiënt, ook op de korte termijn. De zorg staat steeds meer in het kader van de algemene symptoombestrijding. De behoefte aan verzorging en verpleging loopt sterk uiteen. Ze wordt slechts in beperkte mate bepaald door de aard van een eventuele behandeling of zelfs door het ziekteproces, maar meer door de persoonlijkheid van de patiënt en de draagkracht van diens naasten.

11.9 TERMINALE FASE

De palliatieve fase gaat uiteindelijk over in de terminale fase, waarin de behandeling uitsluitend gericht is op de symptomen van de ziekte, en waarin de dood zeer nabij is. In deze fase is er sprake van een *common clinical terminal pathway*, waarbij het klinische beeld meer door de slechte toestand van de patiënt bepaald wordt dan door de oorspronkelijke tumor.5 De belasting door de symptomen (niet de achterliggende ziekteprocessen) geven aan of en hoe er gehandeld moet worden.

De belangrijkste symptomen, met een prevalentie van 10% of meer, zijn: pijn, hoesten, benauwdheid, misselijkheid, problemen met eten, slikken en de darmpassage, moeheid, slaapstoornissen, dorst, incontinentie en ernstige cognitieve stoornissen. Jeuk en hik komen minder vaak voor.

> Mevrouw A. kreeg het toenemend benauwd en kreeg pijn op de borst bij ademhalen. Ze ontwikkelde symptomen van longmetastasen met een pleuritis carcinomatosa. Ze at al weken nauwelijks en nu dronk ze ook minder. Alles deed haar pijn. Ze werd ingesteld op een opiaat en kreeg laxantia voor de bijwerkingen. Hiermee waren de klachten draaglijk, hoewel ze er wat misselijk van werd. 's Nachts was ze onrustig, soms wat in de war, maar overdag was ze helder. Ze heeft telefonisch afscheid genomen van haar internist-oncoloog.

De meeste patiënten willen de terminale fase thuis doorbrengen. De medische en verpleegkundige zorg dienen dan ook daar geleverd te worden, eventueel met ondersteuning vanuit het ziekenhuis. Uit loyaliteit voor de specialist, of in het kader van ontkenning, doen sommige patiënten nog wel pogingen tot bezoek aan de polikliniek. Soms voelen patiënten zich veiliger in het ziekenhuis. Dan wordt de terminale fase daar doorgebracht. Dit geldt zeker voor patiënten met kankersoorten die een langdurige specialistische behandeling hebben gevergd, zoals bij kanker bij kinderen en bij lymfklierkanker.

11.9.1 Acceptatie

De dood is niet meer ver weg en gesprekken hierover hoeven zelden ontlopen te worden. De wereld van patiënten in deze fase wordt kleiner en intiemer. Er wordt veel gepraat met naasten. Veel patiënten blijken, wanneer zij kunnen accepteren dat zij niet meer zullen genezen, redelijk rustig het einde tegemoet te treden. Bij sommige patiënten echter vindt geen berusting plaats. Machteloosheid, angst en depressie of apathie krijgen dan de overhand.

> Het kostte mevrouw A. grote moeite de zorg voor haar man los te laten. Ze had zo graag voor hem willen zorgen en nu was het in feite andersom.

Soms zal de directe omgeving trachten de patiënt op te beuren, terwijl anderen het onderwerp 'levenseinde' zoveel mogelijk vermijden. Dit kan leiden tot eenzaamheid aan beide kanten. Als er kleine kinderen in het gezin zijn, vraagt dit extra aandacht voor een gepaste manier van openheid over wat er gaande is.

11.9.2 Verzorging en relaties met anderen

Deze fase betekent een verdere belasting voor de naasten van de patiënt. Niet elk gezin en niet elke relatie is hiertegen bestand. Ondersteuning van de zorg geleverd door naasten, en daarnaast, opvang voor de naasten blijven hoofdthema's. Ook na het overlijden is (na)zorg nodig voor de naasten die in de terminale fase zo intensief bij de zorg van de patiënt betrokken zijn geweest. Dit is een taak van de wijkverpleegkundige en de huisarts.

> De echtgenoot van mevrouw A. kon tijdelijk verblijven in het wijkzorgcentrum. Hier is een aparte financiering voor in het kader van het Flankerend Beleid. Het echtpaar A. wilde dit echter niet. Naast de wijkverpleging en de gezinsverzorging zijn vrijwilligers en buren ingezet volgens een rooster om zoveel mogelijk gespreid over de dag iemand aanwezig te laten zijn. De heer A. had een belangrijke rol in de kleine taakjes, ondanks zijn cognitieve beperkingen.

De helft van de kankerpatiënten in de palliatieve fase heeft geen partner. Sommigen hebben ook geen kinderen, of deze wonen erg ver weg, of het contact is al jaren verbroken. Als dan ook het overige sociale netwerk uiterst beperkt is, dan vergt thuis sterven veel organisatie. Desondanks, als patiënten dat willen, is thuis sterven vaak mogelijk met hulp van buren, vrijwilligers, een ver familielid en intensieve thuiszorg.

Ongeveer de helft van de Nederlanders overlijdt thuis of in het verzorgingshuis; voor kanker is dit waarschijnlijk meer dan de helft. Opnamen uit wanhoop in de laatste week van het leven kunnen vermeden worden door een planmatige aanpak en goede samenwerking tussen alle disciplines. Er zijn aparte budgetten voor terminale thuiszorg beschikbaar waaruit zowel de thuiszorg als de huisarts kan putten.

In de terminale fase zijn huisarts en wijkverpleegkundige de sleutelfiguren. Ook de gezinsverzorgende kan een belangrijke rol vervullen. Gespecialiseerde hulpverleners kunnen nodig zijn, ofwel bij advies, overleg of training, ofwel bij de daadwerkelijke hulp thuis.

Mevrouw A. ging nog lang zelf naar het toilet. Ze waste zich met hulp van de wijkverpleegkundige liever in de douche, dan dat zij op bed gewassen moest worden. Ze lag op een hoog-laagbed in de huiskamer voor het raam. Ze genoot van kleine dingetjes als de krokussen die uitkwamen. De laatste week werd een toiletstoel geplaatst naast het bed en werd er 's nachts een verpleegkundige ingezet.

Ze is uiteindelijk 's nachts rustig overleden, in aanwezigheid van man en kinderen.

11.10 HUIDIGE KNELPUNTEN

Patiënten eisen toenemend een correcte bejegening en volledige informatie over hun toestand en hun vooruitzichten. In de Wet op de Geneeskundige Behandelingsovereenkomst (WGBO 1995) is dit geformaliseerd. Deze openheid heeft overigens niet alleen maar voordelen. Openheid geeft ook onzekerheid bij patiënten en vergt goede communicatieve vaardigheden van artsen en verpleegkundigen. De training hierin dient een normaal onderdeel te zijn op alle niveaus van de opleidingen.

Bij beleidsvoornemens en de zorguitvoering is meer aandacht gewenst voor de samenhang in de zorgverlening door specialisten, (oncologie)verpleegkundigen, intramurale verpleegzorg, huisarts en thuiszorg. Alle zorg dient zich te plooien rond de patiënt met zoveel mogelijk behoud van diens autonomie, ook bij een toenemende zorgbehoefte. Naast de informele samenwerking van oudsher vraagt dit om een geformaliseerde transmurale samenwerking tussen alle betrokkenen. Per onderdeel van de zorg is vaak duidelijk wie de regie heeft; de radiotherapeut is bijvoorbeeld vanzelfsprekend verantwoordelijk voor de radiotherapie. Maar per fase en ook binnen fasen is het niet altijd duidelijk bij wie patiënten met welke vragen moeten aankloppen. Er zal dus ook een soort gezamenlijke verantwoordelijkheid uitgeoefend moeten worden met behoud van ieders deskundigheid. Deze gezamenlijke verantwoordelijkheid is niet zo eenvoudig te formaliseren. Ze vergt veel inspanning, omdat in vergelijking met de meeste chronische aandoeningen de gezondheidstoestand van kankerpatiënten zich snel wijzigt in een relatief korte periode. Bij deze gewenste continuïteit en complementariteit moet rekening gehouden worden met de mogelijkheden van hulpverleners en van instellingen, en met regionale verschillen. Gestreefd moet worden naar de ontwikkeling van een aantal globale modellen die ter plekke hun lokale vorm vinden. Het aantal experimentele projecten in dit verband neemt toe, maar de juiste vorm is nog niet gevonden.

Wat voor de gehele oncologische zorg geldt, geldt met name voor de palliatieve zorg. Er is een toenemende behoefte aan integrale behandeling thuis van somatische en psychische klachten, zowel met een verpleegkundige, als met een medische invalshoek. Juist in de palliatieve fase kan de gezondheidstoestand van de patiënt snel veranderen. Zwakke schakels in de palliatieve thuiszorg zijn de coördinatie en de snelle inzetbaarheid. Deze kunnen leiden tot ziekenhuisopnamen in de terminale fase, bij gebrek aan beter. Het verdient aanbeveling te beginnen met het ontwikkelen van transmurale zorgcircuits voor kankerpatiënten in de palliatieve en terminale fase.

De patiënt en de centrale verzorger zijn in principe de coördinator van de zorg. Dit is deels een kwestie van attitude van hulpverleners, deels een kwestie van organisatie. Thuis verpleegd worden om thuis te overlijden is overigens geen doel op zich, maar een doel als de patiënt dit wenst. Hiertoe kunnen korte of langere opnamen in ziekenhuis of verpleeghuis nodig zijn, waarna de patiënt eventueel weer naar zijn vertrouwde omgeving kan terugkeren.

Betrekkelijk nieuwe ontwikkelingen op het gebied van de organisatie van zorg zijn het *hospice*, de palliatieve unit in verpleeg- en verzorgingshuizen en in ziekenhuizen, en consultatie door palliatief deskundigen thuis.

Het zal nog wel even duren voordat alle experimenten op dit gebied uitgemond zijn in een voor ieder aantrekkelijk aanbod van voorzieningen.

REFERENTIES
1 Volksgezondheid Toekomst Verkenning 1997. I. De gezondheidstoestand: een actualisering. Rijksinstituut voor Volksgezondheid en Milieu, Bilthoven: Elsevier/De Tijdstroom, Maarssen 1997.

2 Kanker in Nederland. Deel 1: Scenariorapport. Scenario's over kanker 1985-2000.Utrecht/Antwerpen: Bohn, Scheltema & Holkema, 1987: Scenariocommissie Kanker (voorzitter prof. dr. F.J. Cleton), Stuurgroep Toekomstscenario's Gezondheidszorg.

3 Gezondheidsraad. Commissie taakverdeling oncologische zorg. Kwaliteit en taakverdeling in de oncologie. Den Haag: Gezondheidsraad, 1993.

4 Stuyt LBJ, Meer JHE van de. Toponcologie in Nederland. Vernieuwing en samenwerking. Deel 2: Samenwerking. 's-Gravenhage: VWS, 1996.

5 Gezondheidsraad. Commissie thuiszorg voor patiënten met kanker; thuiszorg voor patiënten met kanker. Den Haag: Gezondheidsraad, 1991.

6 Nyllena M. Diagnosing cancer in general practice: from suspicion to certainty. Brit Med J 1986:293:311-4.

7 Holtedahl KA. Early diagnosis of cancer in general practice. Berlijn, Heidelberg: Springer Verlag, 1989.

8 Leer EM van, Cleton FJ, Leeuwen FE van, redactie. Signaleringsrapport kanker 1999. Amsterdam: Nederlandse Kankerbestrijding/Koningin Wilhelmina Fonds, 1999.

9 Coebergh JWW, Heijden LH van der, Janssen-Heijnen MLG, redactie. Cancer incidence and survival in the Southeast of the Netherlands 1955-1994. Eindhoven: IKZ, 1995.

10 Schrameijer F, Brunnenberg W. Psychosociale zorg bij kanker; patiënten en hulpverleners over problemen en hulpaanbod. Utrecht: Nederlands Centrum Geestelijke Volksgezondheid, 1992.

11 Gersons-Wolfensberger DChM, Schadé E. Patiënten met kanker. In: Handboek Thuiszorg. Utrecht: De Tijdstroom, 1997, A6.3:1-22.

12 Chronisch psychiatrische aandoeningen

A.H. Schene

12.1 INLEIDING

Psychiatrische stoornissen vertonen grote verschillen wat betreft hun aard, ernst en beloop. Veel van de met name lichtere of minder complexe psychiatrische aandoeningen herstellen in de loop van enkele weken tot maanden. Net als in de somatische geneeskunde moet bij het aanhouden van de klachten niet te lang worden gewacht met het instellen van een adequate therapie. Een en ander laat onverlet dat ook bij een goede behandeling soms geen of slechts gedeeltelijk herstel optreedt. Bij een deel van deze patiënten zal uiteindelijk van psychiatrische invaliditeit moeten worden gesproken.

Mensen met dergelijke langdurige of chronische stoornissen zijn voor de psychiatrie van oudsher de belangrijkste doelgroep. Recente ontwikkelingen in de geestelijke gezondheidszorg – zoals extramuralisering, de-institutionalisering en vermaatschappelijking – hebben het wel en wee van deze kwetsbare mensen weer volop in de aandacht gebracht.

In dit hoofdstuk wordt beschreven om welke aandoeningen het gaat, hoe het ontstaan van chroniciteit kan worden begrepen, en hoe een zorgarrangement voor deze groep patiënten eruit zou moeten zien. Tot slot worden enkele knelpunten in de hulpverlening genoemd.

K. is een 32-jarige ongehuwde man, die in een slecht onderhouden woning in een middelgrote gemeente woont. Hij was als kind al verlegen en wat angstig, maar aan het einde van zijn middelbare-schooltijd kreeg hij daar steeds meer last van, zodat van een sociale fobie kon worden gesproken. Zijn schoolprestaties gingen verder achteruit, hij kon zich moeilijker concentreren, zijn denken verliep trager en hij raakte steeds minder gemotiveerd. Ook kreeg hij het idee dat mensen over hem spraken en probeerden hem bepaalde boodschappen te geven door hun gedrag. Deze paranoïdie belemmerde hem steeds meer in zijn doen en laten.

Toen hij ook de directie van de school niet meer vertrouwde, heeft hij na een scheldpartij de school voorgoed verlaten. Hij begrijpt nog steeds niet waarom het toen – zo'n vijftien jaar geleden – allemaal zo is gegaan. Het moet, zo houdt hij vol, iets te maken hebben met dat ene meisje waarop hij verliefd was. Na een aantal keren vanwege een psychose te zijn opgenomen in een psychiatrisch ziekenhuis, heeft hij niet meer de moed gehad aan een opleiding te beginnen. Ondanks zijn goede intelligentie waren daarmee zijn mogelijkheden op de arbeidsmarkt nihil.

Toen hij nog bij zijn ouders woonde, had hij vaak ruzie met hen omdat zij hem tot van alles probeerden aan te zetten, terwijl hij eigenlijk nergens zin in had of het niet durfde. Nu woont hij sinds een paar jaar zelfstandig met begeleiding vanuit de geestelijke gezondheidszorg. Een sociaal-psychiatrisch verpleegkundige komt zeker eenmaal per week bij hem langs. Dan worden naast zijn medicatiegebruik vooral de praktische zaken rond zijn huishouden doorgenomen; kleding, voeding, schoonmaken, boodschappen doen, financiën, enzovoort. Overdag bezoekt hij af en toe, als hij zin heeft, het dagactiviteitencentrum. Hij kent daar enkele mensen. Soms ondernemen ze wel eens iets samen, maar elkaar thuis bezoeken doen ze niet. Als hij erg angstig of onrustig wordt, slaapt hij een paar nachten bij zijn ouders.
K. wordt nu ouder en vraagt zich vaak af hoe het verder moet in zijn leven. Naast zijn psychotische klachten is hij toenemend somber en lusteloos. Zijn leeftijdgenoten zijn hem allang voorbijgeschoten. Door zijn familie wordt hij wel geaccepteerd, maar nog altijd wat vreemd aangekeken. Het is voor hen moeilijk te bevatten dat hij schizofrenie heeft, soms stemmen hoort (hallucinaties), tot weinig komt (negatieve symptomen), onverwacht angstig is en ondanks zijn goede verstand toch vaak zo verward denkt. Met de buurt heeft hij nauwelijks contact. Gelukkig zijn er de televisie en zijn muziekinstallatie.

12.2 CHRONICITEIT; EEN OMSCHRIJVING

De groep chronisch psychiatrische patiënten is te omschrijven als een groep personen van wie het emotionele of gedragsmatige functioneren zó is aangetast dat het interfereert met de capaciteit om binnen de samenleving zelfstandig te functioneren zonder ondersteunende behandeling of verzorging van lange of soms oneindige duur. De psychiatrische aandoening is persisterend en resulteert in langdurige beperkingen in de functionele capaciteit ten aanzien van primaire dagelijkse levensverrichtingen. De aandoening kan de vaardigheid aantasten om voor zichzelf huisvesting, medische en tandheelkundige hulp, resocialisatie, uitkeringen, voedsel en voldoende bescherming te zoeken.

Men spreekt wel van de 'drie d's': *diagnosis, disability* en *duration*. [1]

De eerste d geeft aan dat de psychiatrische symptomen moeten voldoen aan de criteria van een *diagnose* volgens DSM-IV of ICD-10. Dit is van belang om een onderscheid te maken met mensen die om andere redenen minder goed functioneren.

De tweede d, die van *disability* of beperking, is voor de omschrijving relevant omdat binnen de groep mensen met een ernstige psychiatrische stoornis de mate van beperking in het functioneren sterk verschilt. Bij geringe beperkingen wordt men niet tot deze groep patiënten gerekend.

Ten slotte geeft de derde d aan dat de stoornis een zekere *duur* moet hebben, die in het algemeen op een minimum van ongeveer twee jaar wordt gesteld. Over dit derde criterium, het tijdscriterium, verschillen de meningen. Bij een door sommigen voorgestelde lagere grens worden echter steeds meer mensen meegerekend die nog zullen herstellen. Duidelijk is wel dat het beloop van de psychiatrische aandoeningen wat betreft de definitie van chroniciteit vraagt om een aanzienlijk langere tijdsduur dan de in de somatische geneeskunde gehanteerde grens van drie maanden.

Hoewel personen met mentale retardatie of organische hersenbeschadigingen vergelijkbare beperkingen kunnen vertonen, worden zij meestal niet in deze definitie opgenomen.

12.3 VORMEN

Bij de langdurige psychiatrische aandoeningen worden verschillende vormen onderscheiden in het beloop. Zo is er een chronisch, maar relatief stabiel beloop zonder exacerbaties, dat zich inzet na één of meerdere acute ziekte-episodes. Een tweede groep toont een progressief beeld, waarbij over de jaren een geleidelijke achteruitgang optreedt die kan eindigen op een zeer gering niveau van functioneren dat noopt tot institutioneel wonen. Een derde groep kenmerkt zich door een beloop met terugkerende acute episodes, maar met een relatief goed herstel daartussen. Ten slotte is er een vierde groep die in de loop van de jaren geleidelijk herstelt.

Juist vanwege die herstelpotentie wordt de term *chronisch psychiatrisch* vooral vanuit patiëntengroeperingen aangevochten. Als kritiek formuleert men dat deze woordkeus de suggestie wekt dat herstel min of meer uitgesloten zou zijn. Anderen vinden de term misplaatst, omdat zij zichzelf niet blijvend als patiënt wensen te ervaren. Zij prefereren begrippen als cliënt of consument. In Amerika treffen we de term survivor, die zo krachtig het willen overwinnen van een psychiatrische aandoening uitdrukt. In professionele kring wordt tegenwoordig vooral gesproken over langdurig zorgafhankelijke mensen.

12.4 PSYCHIATRISCHE STOORNISSEN

Binnen het geheel van de langdurige of chronische aandoeningen treffen we verschillende psychiatrische stoornissen of diagnoses. Tevens geldt dat voor elk van die stoornissen steeds slechts een deel van de patiënten tot de psychiatrische chroniciteit wordt gerekend, omdat alleen zij, conform de definitie, tevens voldoen aan de criteria rond duur en beperkingen.

Wat betreft het type stoornis gaat het om de volgende indeling:
- *Schizofrene stoornissen*: dit zijn psychotische stoornissen die zich kenmerken door hallucinaties en, wat betreft de inhoud, op het eerste gezicht vaak bizarre wanen. Longitudinale studies tonen dat over de jaren ongeveer een kwart van de patiënten redelijk tot vrijwel volledig herstelt. De helft van hen herstelt enigszins, maar behoudt een aantal beperkingen en een kwart verslechtert geleidelijk om op een zeer laag niveau van algemeen functioneren te eindigen.
- *Waanstoornissen*: dit zijn psychotische stoornissen gekenmerkt door wanen met een minder bizarre inhoud en vooral gekleurd door een kwade bejegening door anderen. Het beloop is gunstiger dan dat bij schizofrenie. Een deel van de patiënten blijkt ondanks de waan of wanen redelijk tot goed te kunnen functioneren en blijft in staat werkzaamheden voort te zetten. Een relatief klein deel raakt dermate gehandicapt, dat normaal sociaal functioneren verder is uitgesloten.
- *Manisch-depressieve stoornis*: deze bipolaire stemmingsstoornis kenmerkt zich door overmatig drukke, manische episodes, al dan niet afgewisseld met depressieve episodes. Er bestaat een sterke neiging tot recidiveren; op de lange termijn maakt 50% van de patiënten meer dan tien manische episodes door, 30% zes tot tien, 10% vier tot zes, en de laatste 10% minder dan vier. Tussen de manische episodes verschilt het niveau van functioneren van patiënt tot patiënt. Sommigen zijn dan in staat een normaal leven te leiden.
- *Recidiverende of chronische depressie*: ook de unipolaire depressie neigt in ongeveer 30% van de gevallen tot recidiveren. Over het algemeen zijn de beperkingen in het functioneren minder ernstig dan bij de eerdergenoemde stoornissen. Gemiddeld zouden patiënten gedurende hun leven vier depressieve episodes doormaken, waarbij het tussenliggend interval geleidelijk korter wordt.
- *Chronische angststoornis*: binnen deze groep gaat het zowel om angst-, dwang- als posttraumatische stressstoornissen. Veel patiënten hebben een groot deel van hun leven last van de stoornis, maar

zoeken hier alleen in de ernstigere perioden psychiatrische behandeling voor. Een klein en naar omvang niet goed bekend deel raakt door deze stoornissen (bijvoorbeeld ook door een sociale of agorafobie) dermate gehandicapt dat het sociale functioneren hier blijvend onder lijdt.

■ *Persoonlijkheidsstoornissen*: deze kenmerken zich per definitie door langdurige inflexibele en maladaptieve beperkingen in het functioneren. Zij hebben hun aanvang in de adolescentie of vroege volwassenheid. Voorheen werd gesproken over ernstige karakterpathologie. Thans worden hiertoe gerekend de paranoïde, schizoïde, antisociale, borderline, theatrale, narcistische, vermijdende, afhankelijke en obsessief-compulsieve persoonlijkheidsstoornis.

■ *Stoornissen door het gebruik van middelen*: de belangrijkste stoornissen hierbij zijn de alcohol- en drugsverslavingen, die niet alleen ernstige persoonlijke en sociale gevolgen hebben, maar ook gepaard gaan met veel somatische morbiditeit en een hoge mortaliteit. Ook is er vaak sprake van psychiatrische comorbiditeit.

■ *Dementieën*: een steeds groter deel van onze bevolking zal de komende decennia lijden aan deze sterk invaliderende en voor de omgeving zeer belastende aandoeningen, die door sommige auteurs wel, maar door andere niet tot de chronische psychiatrie worden gerekend.

12.5 FUNCTIONEREN

Het tweede criterium van de omschrijving van psychiatrische chroniciteit, de beperkingen in het functioneren, wordt inzichtelijk door toepassing van het concept *sociale rol*. Volgens de roltheorie bestaan bij anderen bepaalde verwachtingen ten aanzien van mensen die bepaalde sociale posities bekleden (bijvoorbeeld de positie vader, moeder, leraar, directeur). Deze komen voort uit de binnen een cultuur bestaande normen met betrekking tot het gedrag dat iemand met een bepaalde sociale positie behoort te vertonen.

Door de volgende rollen te beoordelen ontstaat een redelijk beeld van iemands sociale (dis)functioneren:

■ *zelfverzorgingsrol*: het zelf zorg kunnen dragen voor uiterlijk, persoonlijke hygiëne, voeding, lichaamsbeweging, persoonlijke bezittingen en het beheer over de directe leefomgeving;

■ *gezinsrol*: het vervullen van taken en plichten binnen een gemeenschappelijk huishouden, inclusief de financiële verantwoordelijkheid;

■ *familierol*: de omgang en affectieve relatie met ouders, broers en zussen;

■ *partnerrol*: de emotionele en seksuele relatie met een eventuele partner;

- *ouderrol*: de omgang met en verzorging van de kinderen, de interesse in hun wel en wee, alsmede de emotionele band met hen;
- *burgerrol*: de belangstelling voor en deelname aan het maatschappelijk leven;
- *sociale rol*: de besteding van de vrije tijd en de omgang met andere mensen;
- *beroepsrol*: de aanpassing aan de dagelijkse routine, de omgang met anderen op de werkvloer, en de inzet en prestatie.

Interviews met de *Groningse Sociale Beperkingenschaal* onder 89 ambulante patiënten met schizofrenie toonden dat de meesten van hen ongehuwd, partnerloos, alleenwonend en veelal sociaal geïsoleerd waren.[2,3] Over het algemeen leefden zij van een bijstandsuitkering. Bij velen was sprake van afgebroken opleidingen, waardoor hun maatschappelijke ontplooiing was gestagneerd. De meerderheid van hen vertoonde op de meeste rollen enige tot ernstige beperkingen. Deze waren op de beroeps-, sociale, burger-, ouder- en partnerrol vrijwel steeds ernstiger dan op de zelfverzorgings-, de gezins- of de familierol. Dit zou erop kunnen wijzen dat de moeilijkere rollen relatief vroeg beperkingen vertonen.

12.6 ONTSTAAN VAN CHRONICITEIT

Het ontstaan van psychiatrische chroniciteit is een complex multicausaal proces, waarbij per type stoornis verschillende en deels nog onbegrepen factoren een rol spelen. Een eerste en belangrijke factor is de biologische aanleg, vooral bepaald door erfelijkheid. Deze legt de neurobiologische basis voor de kwetsbaarheid of vulnerabiliteit voor het ontwikkelen van een ernstige of chronische psychiatrische stoornis.

Of deze vulnerabiliteit zich ontwikkelt tot een manifeste stoornis wordt vervolgens medebepaald door de opvoeding, de psychologische ontwikkeling en levensloop. Datgene wat iemand vanaf zijn jongste levensjaren meemaakt, kan dermate verstorend werken op de ontwikkeling van het gezonde psychische functioneren dat herstel bij een eenmaal opgetreden stoornis moeilijk of vrijwel uitgesloten is.

Met name spelen hier onveiligheid, emotionele verwaarlozing, ernstige verliezen, lichamelijk of seksueel misbruik en ernstig verstoorde gezinsrelaties een rol.

De onderliggende kwetsbaarheid manifesteert zich uiteindelijk in psychiatrische symptomen. Deze verstoringen in het psychisch functioneren betreffen primaire functies als bewustzijn, waarneming, aandacht, denken, geheugen, stemming, motivatie en initiatief. Deze symptomen belemmeren direct de mogelijkheid tot normaal functioneren. Ook secundair hebben ze een inperkend effect op de algemene ontwikkeling omdat verschillende vaardigheden zoals leren en studeren, plannen en organiseren, relaties vormen en het onderhouden van sociale contacten aangetast kunnen raken.

Vervolgens speelt bij het ontstaan van psychiatrische chroniciteit de reactie van de sociale omgeving (familie, buren, netwerk, werkgever of collega's) op mensen met psychiatrische problematiek een niet te onderschatten rol. Een reactie die, waar het de negatieve aspecten betreft, door afwijzing, uitstoting, labeling, stigmatisering en marginalisering wordt gekenschetst. De persoon in kwestie kan daardoor steeds verder in de problemen raken. Te denken valt bijvoorbeeld aan het verlies van werk, sociale en familiaire contacten, het niet langer geaccepteerd worden bij vrijetijdsactiviteiten en verstoorde relaties met mensen in de buurt; de 'wet van de cumulatieve ellende'. Daar deze reacties primair iets zeggen over de sociale omgeving, kunnen zij per (sub)cultuur sterk verschillen en zijn zij door publieksvoorlichting in principe beïnvloedbaar.

In dit ontstaansproces speelt verder de persoonlijkheid van de patiënt geen onbelangrijke rol. Deze bepaalt voor een groot deel hoe uiteindelijk met de psychiatrische problematiek wordt omgegaan. Het persoonlijke handelingsrepertoire van iemand staat in interactie met de psychiatrische stoornis waaraan hij of zij lijdt en de handelingsmogelijkheden die de omgeving hem of haar biedt.

Ten slotte wordt het ontstaan van chroniciteit beïnvloed door de behandeling. Deze kan immers te laat gestart, onvoldoende of van matige kwaliteit zijn. Een psychiatrische behandeling kan echter ook te veel omvattend zijn, zoals in het geval van langdurige hospitalisaties, waardoor patiënten hun vaardigheden verliezen en niet meer worden gestimuleerd tot zelfstandig functioneren. Ook de bijwerkingen van medicijnen, in het bijzonder van antipsychotica, kunnen een negatief effect hebben op het beloop van de stoornis.

12.7 EPIDEMIOLOGIE

De prevalentie van chronisch psychiatrische stoornissen (exclusief dementie en verstandelijke handicaps) is op de totale bevolking ongeveer 0,5 per 100. Van deze naar schatting 75.000 patiënten zijn er 60.000 die gebruikmaken van de zorg; ongeveer 40.000 patiënten ontvangen ambulante zorg, 12.000 verblijven in psychiatrische ziekenhuizen of in door deze ziekenhuizen beheerde woonvormen, 5000 wonen in beschermende woonvormen en 3000 maken gebruik van overige zorg (bijvoorbeeld de eerste lijn). Ten slotte blijkt dat ongeveer 15.000 patiënten blijvend of tijdelijk geen gebruikmaken van de zorg. Het is vooral deze vaak zo zichtbare groep van 'zorgwekkende zorgmijders', die de huidige discussie over het al dan niet falen van het extramuraliseringsbeleid (zie § 12.8) domineert.

Van de ongeveer 21.000 patiënten die aan het einde van 1996 in een algemeen psychiatrisch ziekenhuis verbleven, waren er 2100 langer dan 25 jaar opgenomen, 3200 waren tussen de 10 en 25 jaar opgenomen, en 5900 tussen de 2 en 10 jaar. Het aantal patiënten dat langer dan 2 jaar is opgenomen daalde tussen 1970 en 1996 van 18.000 tot 11.300. Deze populatie blijkt duidelijk te verouderen: 39% is tussen de 50 en 70 jaar en 30% is ouder dan 70 jaar.

12.8 RUIM EEN EEUW ZORG

Daadwerkelijke aandacht voor mensen met chronisch psychiatrische aandoeningen stamt uit het begin van de vorige eeuw en was in aanvang vooral ziekenhuiszorg. In de jaren twintig van deze eeuw werden de eerste sociaal-psychiatrische diensten opgezet die ambulante voor- en nazorg boden. Pas aan het begin van de jaren zeventig ontstond aandacht voor het verder zoeken naar alternatieven voor het ziekenhuis, onder andere in de vorm van woonexperimenten en later ook deeltijdbehandeling en dagactivering. Het was in die tijd dat de ziekenhuisafbouw in landen als de Verenigde Staten, Groot-Brittannië en Italië in volle gang was.

In Nederland heeft een dergelijke rigoureuze afbouw nimmer plaatsgevonden. Er is gekozen voor een geleidelijk proces van extramuralisering, waarbij veel gebruik is gemaakt van de door schade en schande verworven ervaringen in het buitenland. Thans wordt door de overheid een verdere vermaatschappelijking van de zorg voorgestaan. Het vele onderzoek dat inmiddels naar dergelijke processen is verricht, heeft geleerd dat het heel goed mogelijk is om de zorg voor chronisch psychiatrische patiënten binnen een maatschappelijke context te organiseren, maar dat dit uitdrukkelijk vraagt om een uitgebreid in de samenleving geworteld zorgarrangement.

12.9 ZORGBEHOEFTEN EN KWALITEIT VAN LEVEN

Om te onderbouwen wat zo'n arrangement moet omvatten en hoe het moet worden opgezet, zijn de concepten zorgbehoeften en kwaliteit van leven goed bruikbaar.

Een zorgbehoefte is een door professionals vastgesteld tekort aan specifieke hulpverleningsactiviteiten of interventies van de geestelijke gezondheidszorg. Een interventie is noodzakelijk als het functioneren van een patiënt daalt onder een omschreven minimumniveau en als dit is toe te schrijven aan een (potentieel) omkeerbare oorzaak.[4] Om zorgbehoeften goed vast te stellen, is een brede kennis van de therapeutische en rehabilitatie-interventies essentieel.

Bij het beoordelen van de kwaliteit van leven gaat het om het subjectieve welbevinden van mensen in relatie tot hun objectieve levensomstandigheden en hun functioneren op diverse levensgebieden. Het concept kwaliteit van leven omvat niet alleen meer, maar vooral ook andere aspecten dan het concept zorgbehoefte.[5-7] Bijvoorbeeld de handelingscontrole; het greep krijgen op datgene wat er met je gebeurt en het kunnen hanteren van psychische problemen door er betekenis aan toe te kennen. Daarnaast gaat het om autonomie, zelfvertrouwen en zelfacceptatie. Het betreft het gevoel van eigenwaarde, het weten dat men bestaansrecht en een eigen verantwoordelijkheid heeft, en zelf richting kan geven aan het leven. Ook spelen zingeving en zelfverzorging een belangrijke rol; het zelfstandig kunnen functioneren en het hebben van een toekomstperspectief.

Kwaliteit van leven refereert ook aan voldoende privacy, het hebben van een zinvolle dagbesteding, van hobby's en van verantwoordelijkheden. Naast immateriële zijn er materiële verlangens, zoals een leefbare woonruimte en de beschikking over eigen, liefst zelf verdiend, geld. Ook bestaat de nadrukkelijke wens tot burgerschap, sociale contacten en een stabiele, rustige en veilige leefomgeving, van waaruit men maatschappelijk kan participeren en iets voor anderen kan betekenen.

Naast de beschikbaarheid van anderen, is er de door hen te geven *steun*; mensen die je begrijpen, accepteren en ondersteunen en met wie je gevoelens kunt delen. Daartoe behoren ook informele contacten met lotgenoten met wie ervaringen worden uitgewisseld. En ten slotte is er de nadrukkelijke wens te mogen leven binnen een tolerante samenleving, waarin plaats is voor mensen met psychische problemen, met inachtneming van hun beperkingen, zoals het gevoelig zijn voor stressoren, het moeite hebben met interpersoonlijk functioneren, het gemakkelijk ontwikkelen van een sterke afhankelijkheid van anderen, de beperkte vaardigheid tot het oplossen van problemen, het wel kunnen leren, maar het geleerde vaak moeilijk op een andere plaats in praktijk kunnen brengen, en het hebben van grote moeite met veranderingen, nieuwe situaties en nieuwe ervaringen.

12.10 EEN ZORGARRANGEMENT

Gegeven de kenmerken van de doelgroep, functioneert het zorgarrangement voor een omschreven verzorgingsgebied.[8] Het omvat een samenwerkingsverband van een groot aantal uiteenlopende voorzieningen die een gedifferentieerd, in intensiteit en toezicht variërend, en flexibel (zorg)aanbod doen.[9,10] De uiteindelijke invulling van zo'n arrangement is afhankelijk van lokale omstandigheden, kenmerken van de aanwezige patiëntenpopulatie, urbanisatiegraad, historisch gegroeide verhoudingen tussen instellingen en hun bereidheid om voor de doelgroep gezamenlijk een vangnet te creëren.[11] Tot voor kort waren dit in ons land instellingen als de Riagg (Regionale Instelling voor Ambulante Geestelijke Gezondheidszorg), de RIBW (Regionale Instelling voor Beschermd Wonen), het APZ (Algemeen Psychiatrisch Ziekenhuis) of de PAAZ (Psychiatrische Afdeling van een Algemeen Ziekenhuis). Steeds vaker werken deze instellingen nu samen of zijn inmiddels gefuseerd tot MFE's (Multifunctionele Eenheden) of andere vormen van regionale centra voor geestelijke gezondheidszorg. Naast deze psychiatrische instellingen gaat het toenemend om samenwerkingsverbanden met maatschappelijke instellingen.

De componenten waaruit een zorgarrangement zou moeten bestaan, worden in de volgende subparagrafen beschreven.

12.10.1 Psychiatrische zorg

De reguliere ambulante medisch-psychiatrische zorg kent behandel- en begeleidingsaspecten, veelal de gezamenlijke verantwoordelijkheid van respectievelijk een psychiater en een sociaal-psychiatrisch verpleegkundige. De individuele behandeling start met nauwkeurige diagnostiek door de psychiater, waarbij zowel biologisch-psychiatrische, psychologische als sociale aspecten aan de orde komen.

Essentieel is het opbouwen van een therapeutische relatie met een vaste vertrouwde hulpverlener die de klachten en de eigen belevingswereld van de patiënt serieus neemt. Deze relatie is de noodzakelijke basis voor het instellen van psychofarmaca, het bieden van supportieve psychotherapie, het aan patiënt en familie geven van psycho-educatie, het leveren van praktische hulp en ondersteuning, en het bieden van crisisinterventie. In de meer intensieve vorm wordt dit wel aangeduid als *case management*: het behartigen van belangen, het ondersteunen bij het verkrijgen van de juiste hulp, het helpen bij het opbouwen van een sociaal netwerk, het wegwijs maken in het netwerk van voorzieningen en het afstemmen van het hulpaanbod van deze voorzieningen.[12]

Op sommige momenten schiet ambulante hulpverlening tekort en is klinische zorg noodzakelijk. De kortdurende vierentwintiguursopnamen zijn bedoeld voor de diagnostiek en behandeling van exacerbaties. Als symptomen dermate veel lijden veroorzaken of gepaard gaan met gevaar voor de veiligheid van de patiënt of zijn naasten, is intensievere dan ambulante hulp nodig. Deze opnamen van twee tot acht weken zijn vooral bedoeld voor het in- of bijstellen van de farmacotherapie, en het bieden van structuur, veiligheid en verzorging.

Een klein aantal plaatsen waar patiënten voor onbepaalde tijd klinisch kunnen worden opgenomen, moet evenzeer deel uitmaken van het zorgarrangement. Deze plaatsen zijn bedoeld voor patiënten met een dermate ernstig ziektebeeld (eventueel in combinatie met somatische ziektebeelden), dat vierentwintiguursverzorging over een langere tijd noodzakelijk is. Daarnaast is er een groep patiënten waarbij gedragsstoornissen en agressiviteit zo op de voorgrond staan, dat iedere vorm van ambulant behandelen is uitgesloten.[13]

De dagklinische behandeling kent een variant met een korte behandelduur en één met een behandelduur van enkele maanden. De eerste heeft tot doel een klinische opname te voorkomen of te bekorten. Bij de tweede vorm gaat het om wat langer durende intensievere vormen van behandelen die vooral zijn gericht op het aanleren van vaardigheden.[14]

12.10.2 Crisisinterventie en acute zorg

Het doel van het totale arrangement is gericht op secundaire en tertiaire preventie. Toch zijn crisissituaties, gezien de aard van de stoornis, niet altijd te voorkomen. Afhankelijk van de grootte van de patiëntenpopulatie zal óf een aparte crisisdienst nodig zijn, óf zullen professionals crisisinterventie als onderdeel van hun takenpakket moeten uitvoeren. Crisissituaties kunnen, afhankelijk van de ernst en de beschikbaarheid van een steunend sociaal netwerk, op verschillende wijzen worden aangepakt. Minimaal dienen beschikbaar te zijn: *outreachende* crisisinterventie, kortdurende crisisopnamen en enkele plaatsen in crisishotels of een andere time-out-voorziening.

12.10.3 Somatische en tandheelkundige zorg

De leefstijl van een deel van de langdurig zorgafhankelijke patiënten (onder andere slecht eten, veel roken, weinig bewegen, misbruik van middelen) vergroot de kans op somatische aandoeningen aanmerkelijk. Daarnaast worden klachten niet op tijd gesignaleerd, en niet of onvoldoende behandeld. Ze gaan dikwijls gepaard met een groot gezondheidsrisico. Het zal binnen het zorgarrangement duidelijk moeten zijn wie verantwoordelijk is voor de somatische gezondheid van de patiënten. Periodiek somatisch onderzoek is geboden en hetzelfde geldt ten aanzien van de tandheelkundige zorg.

12.10.4 Huisvesting

Een deel van de patiënten zal onvoldoende in staat zijn tot zelfstandig wonen en voor hen zijn, tussen het langdurige intramurale

verblijf en het volledig zelfstandig wonen, verschillende woonmoge-
lijkheden gerealiseerd:[15]

■ *beschut wonen*: dit zijn door psychiatrische ziekenhuizen voor
hun langdurige verblijfspatiënten gecreëerde woonvoorzieningen,
bestemd voor kleine groepen bewoners, veelal dichtbij het ziekenhuis gelegen, maar soms ook op enige afstand, en voorzien van continue begeleiding door verpleegkundigen;

■ *beschermd wonen*: dit zijn door Regionale Instituten voor Be-
schermde Woonvormen (RIBW) beheerde woonvoorzieningen, bedoeld voor mensen met een psychiatrische achtergrond, die zich voldoende kunnen handhaven in een groep doch niet in staat zijn tot
volledig zelfstandig wonen. De huizen bevinden zich in de samenleving en bewoners ontvangen beperkte woonbegeleiding. Voor hun
psychiatrische behandeling zijn zij aangewezen op de reguliere GGZ-
instellingen;

■ *begeleid wonen*: deze woonvorm biedt voorzieningen (in een
groep of individueel) voor mensen die redelijk in staat zijn zichzelf te
redden en te verzorgen, doch moeite hebben met het vinden en in-
standhouden van een eigen woonruimte. Hiertoe worden woningbe-
middeling en een bescheiden vorm van woonbegeleiding geboden.

12.10.5 Dagbesteding en psychosociale rehabilitatie

Voor het aanbieden van activiteiten overdag met het doel de tijd
te structureren, vaardigheden te behouden of uit te bouwen en indien mogelijk ook werkzaamheden te verrichten, zijn de afgelopen
jaren ruim honderd dagactiviteitencentra opgezet. Zij passen binnen
het bredere kader van de psychosociale rehabilitatie, die tot doel heeft
om samen met patiënten te werken aan hun maatschappelijke reïntegratie door hen te helpen bij het verwezenlijken van zelf gekozen
doelen met betrekking tot onder meer huisvesting, contacten met familieleden en vrienden, dagbesteding en educatie.[16] Enerzijds werkt
men aan het behoud of de uitbreiding van de mogelijkheden van de
patiënt door het (opnieuw) leren en gebruiken van zijn vaardigheden, anderzijds onderneemt men pogingen tot het aanpassen van de
omgeving van de patiënt zodat die beter is afgestemd op zijn specifieke problemen. Rehabilitatie is dus niet louter gericht op het individu,
maar ook op de milieus waarin deze zich een plaats probeert te verwerven.[17]

12.10.6 Ondersteuning en thuishulp

Een deel van de patiënten behoeft praktische hulp bij het doen
van het huishouden, het verwerven, behouden of beheren van de eigen inkomsten (budgetteren) en het verwerven van bijvoorbeeld
huursubsidie, het invullen van formulieren, het vervoer naar instan-

ties, en het leggen en onderhouden van contact met maatschappelijke voorzieningen (sociale dienst, woningbouwvereniging, verzekeraars, rechtshulp, kredietbank). Thans wordt deze zorg aan huis zowel vanuit het begeleid wonen, het *case management* als de psychiatrische thuiszorg geboden.[18]

12.10.7 Ondersteuning van familie en gemeenschap

Voor familieleden kan de confrontatie met langdurige psychiatrische problematiek buitengewoon pijnlijk en belastend zijn.[19,20] Gevoelens van verlies, verdriet, schaamte en woede wisselen elkaar af. Zich zorgen maken, taken en verantwoordelijkheden moeten overnemen, toezicht houden en de patiënt aansporen tot activiteiten, onzekerheid en extra financiële lasten zijn veelgenoemde aspecten. Familieleden verdienen het om uitgebreid te worden geïnformeerd en waar mogelijk bij de begeleiding te worden betrokken. Zij zijn gebaat bij advies over hoe om te gaan met symptomen en moeilijk gedrag. Zij hebben recht op een correcte bejegening, op inspraak in de begeleiding, en op praktische informatie over bijvoorbeeld de (bij)werking van medicatie en de bereikbaarheid van de hulpverlening buiten kantooruren. De vraag of, en zo ja, hoe lang de patiënt bij zijn familie kan blijven wonen, mag niet uit de weg worden gegaan.

Behalve familieleden zijn er ook andere personen die behoefte kunnen hebben aan advies, informatie en steun, zoals buren, vrienden, werkgevers en soms ook winkeliers. Door hen, tezamen met eerstelijns disciplines en politieagenten, rugdekking en consultatiemogelijkheden te geven, kweekt men meer begrip voor de situatie van de patiënt. Ook leren zij beter met diens eigenaardigheden om te gaan en krijgen ze meer zicht op hoe ze de patiënt het beste kunnen steunen. Onnodige uitstoting van de patiënt kan op deze manier worden tegengegaan.

12.10.8 Zelfhulporganisaties

Contacten met lotgenoten kunnen de vaak sterke gevoelens van eenzaamheid van de patiënt verminderen. Patiënten kunnen elkaar tot steun zijn bij het onderling uitwisselen van ervaringen, het delen van problemen en het vinden van manieren om deze op te lossen of ermee om te gaan. De contacten kunnen informeel zijn met als doel ondersteuning en advies. Daarnaast zijn er zelfhulpgroepen, patiëntenorganisaties en een aantal familieverenigingen. Naast ondersteuning hebben deze ook als belangrijk doel emancipatie en belangenbehartiging.

12.10.9 Rechten en belangen

Patiënten én hun familieleden behoren door middel van folders en mondelinge voorlichting op de hoogte te worden gesteld van hun rechten (zoals inzagerecht in dossiers), van de klachtenprocedures die binnen de instellingen worden gehanteerd en van het bestaan van formele inspraakmogelijkheden zoals cliënten- en bewonersraden. Belangenbehartiging krijgt ook betekenis als hulpverleners zich continu inspannen om patiënten op het juiste tijdstip en op de gewenste plaats de juiste hulp te verschaffen. Daarnaast hebben hulpverleners de plicht beleidsmakers binnen hun instelling te informeren over eventuele hiaten in het zorgaanbod of over hun onmogelijkheid onder de gegeven randvoorwaarden de patiënten van de noodzakelijke zorg te voorzien.

12.11 KNELPUNTEN

De zorg voor chronisch psychiatrische patiënten heeft de laatste decennia zeer veel veranderingen ondergaan. Dit proces wordt vooral gekenmerkt door een geleidelijke opbouw van het in dit hoofdstuk beschreven ambulante arrangement en de voorzichtige afbouw van intramurale capaciteit. Het totaal aan noodzakelijke zorg breidt zich niet alleen uit, maar raakt ook verspreid over vele personen en instellingen. Deze positieve verandering leidt op veel plaatsen tot nieuwe knelpunten en nieuwe probleemgebieden. De samenwerking tussen de verschillende instellingen op het terrein van de geestelijke gezondheidszorg en de samenwerking en taakafbakening met instellingen uit het maatschappelijk domein zijn de meest actuele. Er moet gewaakt worden voor onnodige overlap in het zorgaanbod, die dreigt als de instellingen in het psychiatrisch domein de bestaande laagdrempelige algemene voorzieningen in het maatschappelijk domein dupliceren.[21] Het zoveel mogelijk als gewoon burger kunnen functioneren vraagt om een intensief gebruik van de natuurlijke steunsystemen en de in de gemeenschap aanwezige voorzieningen op het terrein van werk, opleiding, vrijetijdsbesteding en wonen.

Anderzijds blijken er ondanks deze ontwikkelingen toch steeds weer patiënten tussen de veelheid van instellingen te verdwalen. Daarbij ontstaan er door maatschappelijke ontwikkelingen nieuwe doelgroepen met specifieke zorgbehoeften. Te denken valt aan de dak- en thuislozen met psychiatrische problematiek,[22] patiënten met zowel een psychiatrische diagnose als misbruik van middelen, patiënten die zorg mijden maar tegelijkertijd verloederen en daarmee een gevaar voor zichzelf en/of hun omgeving dreigen te worden, en patiënten die zich terugtrekken, vereenzamen en in stilte en armoede wegkwijnen. Vooralsnog heeft de hulpverlening hierop onvoldoende antwoord. De niet-verzorgden, die soms ook de zorg mijden, plaatsen het vraagstuk van de dwang- en drangbenadering actueel op de agenda.

Voorts is als knelpunt te noemen het onvoldoende uitgewerkt zijn van rehabilitatiemogelijkheden, zowel wat betreft methodiek als personele en ruimtelijke capaciteit.[23] De laatste jaren zijn steeds meer hulpverleners het nut van rehabilitatie gaan inzien. Toepassing van de methoden vraagt om bijscholing, training en een verandering in de bejegening van patiënten.

En ten slotte past het om af te sluiten met de verwijzing naar het feit dat de acceptatie en destigmatisering van mensen met langdurige psychiatrische problematiek een immer actueel thema zal blijven. Dit vraagt om aandacht, zeker in een samenleving die neigt verder te individualiseren en steeds hogere eisen aan mensen te stellen.

REFERENTIES

1   Schinnar AP, Rothbard AB, Kanter R, et al. An empirical literature review of definitions of severe and persistent mental illness. American Journal of Psychiatry 1990;147:1602-8.

2   Wiersma D, Jong A de, Ormel J. De Groningse Sociale Beperkingenschaal. Groningen, Afdeling Sociale Psychiatrie, Rijksuniversiteit Groningen, 1984.

3   Asselbergs L. Sociaal beperkt – het sociaal functioneren van schizofrenie-patiënten (proefschrift). Utrecht: Universiteit Utrecht, 1989.

4   Brewin CR. Measuring individual needs for care and services. In: Thornicroft G, Brewin CR, Wing J, redactie. Measuring mental health needs. London: Gaskell, 1992.

5   Boevink WA, Wolf JRLM, Nieuwenhuizen Ch van, et al. Kwaliteit van leven van langdurig van ambulante zorg afhankelijke psychiatrische patiënten; een conceptuele verkenning. Tijdschrift voor Psychiatrie 1995;37:97-110.

6   Nieuwenhuizen Ch van, Schene AH, Boevink WA, et al. Measuring the quality of life of clients with severe mental illness. A review of instruments. Psychiatric Rehabilitation Journal 1997;20:33-42.

7   Nieuwenhuizen Ch van. Quality of life of persons with severe mental illness: an instrument (proefschrift). Amsterdam: Universiteit van Amsterdam, 1998.

8   Schene AH, Wolf J, Raay B van. Een zorgarrangement voor schizofrene patiënten. In: Dingemans PMAJ, Bosch RJ van den, Kahn RS, et al, redactie. Schizofrenie: onderzoek en implicaties voor de behandeling. Houten: Bohn Stafleu, 1995:259-77.

9   Bachrach LL. The challenge of service planning for chronic mental patients. Community Mental Health Journal 1986;22:170-4.

10   National Institute of Mental Health. Towards a model for a comprehensive community-based mental health system. Washington: National Institute of Mental Health, 1987.

11   Bachrach LL. On exporting and importing model programs. Hospital and Community Psychiatry 1988;39:1257-8.

12   Henselmans H. Case management in de sociale psychiatrie. Maand-blad Geestelijke volksgezondheid 1990;45:594-6.
13   Lelliot P, Wing J, Clifford P. A national audit of new long-stay psychiatric patients I: method and description of the cohort. British Jour-nal of Psychiatry 1994;165:160-9.
14   Schene AH, Lieshout P van, Mastboom J. Different types of partial hospitalization programs: results from a nationwide study. Acta Psychi-atrica Scandinavia 1988;75:515-20.
15   Wolf JRLM, Weeghel J van. Psychiatrische thuiszorg. Handboek thuiszorg D6-1-34. Utrecht: VUGA, 1993.
16   Dröes JTPM, Weeghel J van. Perspectieven van psychiatrische reha-bilitatie. Maandblad Geestelijke Volksgezondheid 1994;49:795-810.
17   Schene AH, Weeghel J van. Psychosocial rehabilitation: Many voi-ces, one world. The Fifth World Congress of WAPR in retrospect. Psychiatric Rehabilitation Journal 1997;20:3-10.
18   Erp N van, Kroon H, Wolf J. Zorg aan huis voor mensen met lang-durige psychische problemen. Maandblad Geestelijke volksgezondheid 1998;53:598-609.
19   Schene AH, Wijngaarden B van. Familieleden van psychotische pa-tiënten. Een onderzoek onder Ypsilonleden. Maandblad Geestelijke Volksgezondheid 1993;43:899-914.
20   Wijngaarden B, Schene AH, Koeter MWJ. De consequenties van depressieve stoornissen voor de bij de patiënt betrokkenen. Een onder-zoek naar de psychometrische kwaliteiten van de Betrokkenen Evaluatie Schaal. Amsterdam: Universiteit van Amsterdam, Afdeling Psychiatrie, 1996.
21   Wolf JRLM. Het leven en de leer: over samenwerking in de GGZ. Maandblad Geestelijke volksgezondheid 1994;49:307-12.
22   Schene AH, Jonkers JFJ. Thuisloosheid en psychiatrische stoornis-sen. In: Wennink J, Weeghel J van, redactie. Thuisloosheid en psychi-sche stoornissen. Utrecht: Nederlands Centrum Geestelijke Volksge-zondheid, 1993.
23   Schene AH, Henselmans H. Psychiatrische rehabilitatie in Neder-land en Vlaanderen. Maandblad Geestelijke Volksgezondheid 1999;54:719-28.

Register